辨证录

（清）陈士铎 著

成凯 主编

陕西新华出版
陕西科学技术出版社
Shaanxi Science and Technology Press
西安

图书在版编目（CIP）数据

辨证录 / (清) 陈士铎著 ; 成凯主编 . -- 西安 : 陕西科学技术出版社 , 2025. 3. -- ISBN 978-7-5369-9222-1

Ⅰ . R249.7

中国国家版本馆 CIP 数据核字第 2025CX0777 号

辨证录

BIAN ZHENG LU

(清) 陈士铎 著　　成凯 主编

责任编辑 付 琨
装帧设计 创巢视觉

出 版 者 陕西科学技术出版社
西安市曲江新区登高路 1388 号陕西新华出版传媒产业大厦 B 座
电话（029）81205187　传真（029）81205155　邮编 710061
http://www.snstp.com
发 行 者 陕西科学技术出版社
电话（029）81205180　81205178
印　　刷 三河市天润建兴印务有限公司
规　　格 640mm × 920mm　16 开本
印　　张 10
字　　数 150 千字
版　　次 2025 年 3 月第 1 版
2025 年 3 月第 1 次印刷
书　　号 ISBN 978-7-5369-9222-1
定　　价 58.00 元

前言

《辨证录》的作者是清代医家陈士铎。陈士铎，字敬之，号远公，别号朱华子，自号大雅堂主人，浙江山阴（今浙江绍兴）人。据嘉庆八年《山阴县志》记载："陈士铎，邑诸生。治病多奇中，医药不受人谢，年八十卒。"

《辨证录》约成书于康熙二十六年（1687 年），是一部综合性医学著作，对中医理论的发展和临床实践都产生了重要影响。全书共有十四卷，内容涵盖内、外、妇、儿等各科病证。前十卷内容为伤寒、内科杂证及五官疾病等；后四卷为妇科、外科、儿科病证。本书重辨证而轻辨脉，说理明白晓畅，析证简要中肯，用药灵活切病，在方剂的配伍和运用上具有创新性。因此，《辨证录》具有很高的临床应用价值。

本书在保留原著重要内容的基础上，去粗取精。原著以辨证论治为核心，强调对病证的准确辨证和合理治疗，这一核心思想在本书中得到了充分的体现和保留。本书力求在精简内容的同时，不影响读者对原著思想的理解与把握。

本书犹如一座蕴藏着无尽中医智慧的宝库，当我们深入其中，以虔诚之心去探索时，便有可能在字里行间感受到中医学的博大精深。希望本书的出版，能将古代医家的医学经验和理论传播给更多的人，让更多的人能感受到中医学的博大精深。若能使读者从中得到启发，便是本书最大的价值所在。

自序

丁卯秋，余客燕市，黄菊初放，怀人自远，忽闻剥啄声，启扉迓之，见二老者，衣冠伟甚，余奇之，载拜问曰：先生何方来，得毋有奇闻诲铎乎？二老者曰：闻君好医，特来辨难耳。余谢不敏。二老者曰：君擅著作才，何不著书自雄，顾呫呫时艺，窃耻之。余壮其言。乃尚论《灵》《素》诸书，辨脉辨证，多非世间语，余益奇之。数共晨夕，遂尽闻绪论，阅五月别去。训铎曰：今而后君可出而著书矣。铎退而记忆，合以所试方，日书数则，久乃成帙。夫医道之难也，不辨脉罔识脉之微，不辨证罔识证之变。今世人习诊者亦甚多矣，言人人殊，究不得其指归，似宜辨脉，不必辨证也。虽然，辨脉难知，不若辨证易知也。古虽有从脉不从证之文，毕竟从脉者少，从证者众，且证亦不易辨也。今人所共知者，不必辨也，古人所已言者，不必辨也。必取今人之所不敢言，与古人之所未及言者，而畅辨之。

论其证之所必有，非诡其理之所或无，乍闻之而奇，徐思之而实未奇也。客曰：布帛菽粟，可以活人，安在谈医之必奇乎？余谢之曰：布帛菽粟，平淡无奇，而活人之理实奇也。日服之而不知其何以温，日食之而不知其何以饱，致使其理之彰可乎？铎之辨证，犹谈布帛菽粟之理耳。客又笑曰：君辨理奇矣，已足显著作之才，奚必托仙以炫奇耶？铎，尼山之弟子也，敢轻言著作乎？闻二先生教，亦述之而已矣，何必讳其非仙哉！仙不必讳，而必谓是书非述也，得毋欺世以炫奇乎？书非炫奇，而仍以奇闻名者，以铎闻二先生之教，不过五阅月耳，数十万言，尽记忆无忘，述之成帙，是则可奇者乎，岂矜世以炫奇哉！

山阴陈士铎敬之甫别号远公又号朱华子题于大雅堂

——是编皆岐伯天师、仲景张使君所口授，铎敬述广推以传世。实遵师诲，非敢自矜出奇。

——辨证不辨脉者，以证之易识也。苟能知症，何必辨脉哉！虽然，辨证更能辨脉，则治病益精，又在人善用之耳。

——辨论证候均出新裁，阐扬《灵》《素》所未备，于二经不无小补云。

——编中不讲经络穴道，以经络穴道之义，已显载于《灵》《素》二经，人可读经自考也。

——各门辨证，专讲五行生克之理，生中有克，克中有生，经权常变，颠倒纷纭，贵人善读之耳。

——铎壮游五岳，每逢异人传刀圭之书颇富，凡可引证，附载于各辨证条后，以备同人采择。

——祖父素好方术，遗有家传秘本，凡关合各症者，尽行采入，以成异书。

——吾越多隐君子，颇喜谈医，如蒋子羽、姚复庵、倪涵初、金子如、蔡焕然、朱瑞林诸先生，暨内父张公噩仍与同辈余子道元、叶子正叔、林子巨源、钱子升璲、丁子威如、家太士，或闻其余论，或接其片言，均采入靡遗。

——兹编不讲针灸，非轻之也。盖九针治病之法，已畅论于《灵》《素》书中，不必再为发明耳。

——人病最多，集中所论，恐不足概世人之病，然生克之理既明，常变之法可悟，此编旁通治法，正有余也。

——二师所传诸方，与鄙人所采诸法，分两有太多过重之处，虽因病立方，各合机宜，然而气禀有厚薄之分，生产有南北之异，宜临症加减，不可拘定方中，疑畏而不敢用也。

——铎年过六旬，精神衰迈，二师传铎之言，愧难强记，恐至遗忘，辨论之处，或多未备，尤望同人之教铎也。

——是编方法，亲试者十之五，友朋亲串传诵者十之三，罔不立取奇验，故敢付梓告世。然犹恐药有多寡、轻重，方有大小、奇偶，又将生平异传诸方，备载于后，便世临病酌用也。

——岐天师传书甚富，而《外经》一编尤奇。篇中秘奥，皆采之《外经》，精鉴居多，非无本之学也。铎晚年尚欲笺释《外经》，以求正于大雅君子也。

——铎勤著述，近年以来广搜医籍，又成一编，决寿夭之奇，阐生克之秘，有益于人命不浅。帐卷帙浩繁，铎家贫不克灾梨，倘有同心好善之士，肯捐资剞劂，铎倾囊付之，不吝惜也。

大雅堂主人远公识

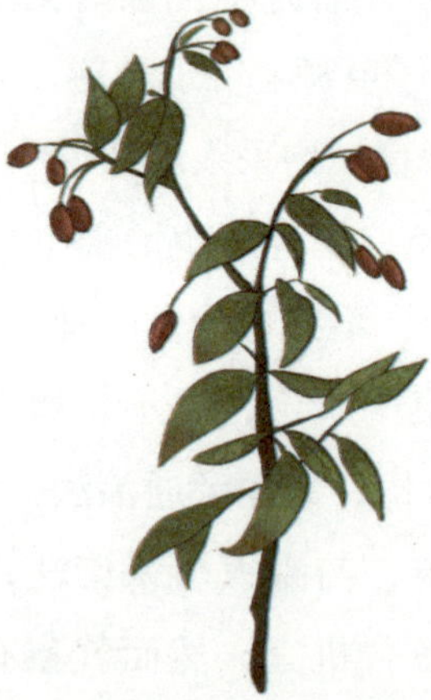

目录

卷之一

卷之二

卷之三

卷之四

卷之五

卷之六

卷之七

卷之八

卷之九

卷之十

卷之十一 · 妇人科

卷之十二

卷之十三 · 外科

卷之十四 · 幼科

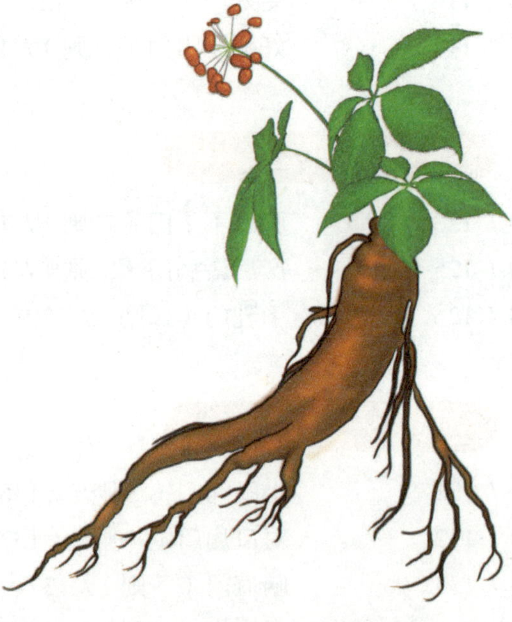

卷之一

伤寒门（五则）

◆冬月伤寒，发热头痛，汗退场门渴，人以为太阳之症也，谁知太阳已趋入阳明乎。若徒用干葛汤以治阳明，则头痛之症不能除；若徒用麻黄汤以治太阳，则汗出不能止，口渴不能解，势必变症多端，轻变为重。法宜正治阳明而兼治少阳也。何则？邪入阳明留于太阳者，不过零星之余邪，治太阳反伤太阳矣。故太阳不必治，宜正治阳明。盖阳明为多气多血之府，邪入其中，正足大恣其凶横，而挟其腑之气血，为炎氛烈焰者，往往然也，故必须用大剂凉药，始可祛除其横暴也。方用：

石膏（一两） 知母（二钱） 麦冬（二两） 竹叶（二百片） 茯苓（三钱） 甘草（一钱） 人参（三钱） 柴胡（一钱） 栀子（一钱）

水煎服。一剂而头痛除，二剂而身热退，汗止而口亦不渴矣。

此即白虎汤变方，用石膏、知母以泻其阳明之火邪；用柴胡、栀子以断其少阳之路径；用麦冬以清补其肺金之气，使火邪不能上逼；用茯苓引火下趋于膀胱，从小便而出，而太阳余邪尽随之而外泄也。至于人参、甘草、竹叶不过取其调和脏腑，所谓攻补兼施也。

或惧前方太重，则清肃汤亦可用也，并载之以备选用。

石膏（五钱） 知母（一钱） 麦冬（一两） 甘草 人参 柴胡 栀子（各一钱） 独活 半夏（各五分）

水煎服。

◆冬月伤寒，发热口苦，头痛，饥不欲饮食，腹中时痛，人以为太阳之症也，谁知少阳之病乎。夫伤寒未有不从太阳入者。由太阳而入阳明，由阳明而入少阳者，传经之次第也。何以邪入太阳，即越阳明而入于少阳耶？人以为隔经之传也，而孰知不然。盖少阳乃胆经也，胆属木，木最恶金，肺属金而主皮毛，风邪之来，肺金先受，肺欺胆木之虚，即移其邪于少阳，故太阳之症，往往多兼少阳同病者。然则，此症乃二经同感，而非传经之症也。治法似亦宜二经同治矣，而又不然，单治少阳而太阳之病自愈。方用：

柴胡（二钱） 白芍（五钱） 甘草（一钱） 陈皮（一钱） 黄芩（一钱） 神曲（一钱） 白术（三钱） 茯苓（三钱）

水煎服。一剂而热止，二剂而腹不痛，头不疼，而口亦不苦矣。此方即**逍遥散**之变方也。盖病在半表半里之间，逍遥散既解散表里之邪，而太阳膀胱之邪何能独留，况方中原有茯苓、白术，以利腰脐而通膀胱之气乎。余所以止加神曲、黄芩，少解其胃中之火，以和其脾气，而诸症尽除也。

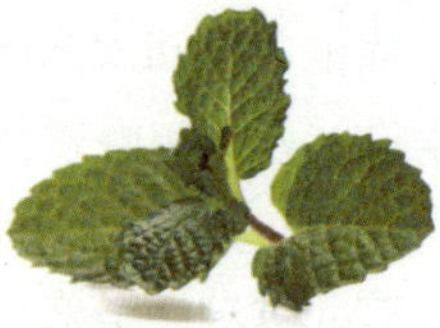
薄荷

此病用**舒经汤**亦佳。

薄荷（二钱） 白芍（五钱） 甘草（八分） 黄芩（二分） 白术（二钱） 茯苓（五钱） 桂枝（三分）

水煎服。

◆冬月伤寒，发热口渴，谵语，时而发厥，人以为热深而厥亦深也，疑是厥阴之症，谁知为太阴之症乎。夫太阴脾土也，脾与阳明胃经为表里，表热而里亦热，此乃胃邪移入于脾经也。此症最危最急，盖人以脾胃为主，脾胃尽为火邪所烁，而肾水有不立时熬干者乎？治法宜急救脾胃矣。然而救脾则胃火愈炽，救胃则脾土立崩，此中之消息最难，惟当速救肾水之干枯而已。方用：

玄参（三两） 甘菊花（一两） 熟地（一两） 麦冬（二两） 芡实（五钱）

水煎服。此方名为**救枯丹**。用玄参以散其脾胃浮游之火，甘菊以消其胃中之邪，麦冬以滋其肺中之液，助熟地以生肾水，庶几滂沱大雨，自天而降，而大地焦枯，立时优渥，何旱魃之作祟乎？又恐过于汪洋，加入芡实以健其土气，而仍是肾经之药，则脾肾相宜，但得其灌溉之功，而绝无侵凌之患。故一剂而谵语定，再剂而口渴除，三剂而厥亦止，身亦凉也。此症世人未知治法，即仲景张使君亦未尝谈及，天师因（士铎）之请，特传神奇治法，以为伤寒门中之活命丹也。

此症用**清土散**亦妙。

石膏（一两） 麦冬（一两） 生地（一两） 甘草（一钱） 金银花（五钱） 白术（三钱）

水煎服。

◆冬月伤寒，大汗而热未解，腹又痛不可按，人以为邪发于外未尽，而内结于腹中，乃阳症变阴之症也，余以为不然。夫伤寒而至汗大出，是邪随汗解，宜无邪在其中，何至腹痛？此乃阳气尽亡，阴亦尽泄，腹中无阴以相养，有似于邪之内结而作痛，盖阴阳两亡之急症也。夫痛以可按为虚，不可按为实，何以此症不可按，而又以为虚乎？不知阴阳两亡腹中，正在将绝之候，不按之已有疼痛难忍之时，况又按而伤其肠胃，安得不重增其苦，所以痛不可接也。如遇此症，急不可缓，方用急救阴阳汤。用：

人参（二两） 黄芪（三两） 当归（一两） 熟地（二两） 甘草（三钱） 白术（二两）

水煎服。一剂而腹痛顿止，身热亦解，汗亦尽止矣。此方用参、芪以补气，使阳回于阴之内；用当归、熟地以补血，使阴摄于阳之中；用白术、甘草和其肠胃，而通其腰脐，使阴阳两归于气海、关元，则亡者不亡，而绝者不绝也。倘认是阳症变阴，纯用温热之剂，加入肉桂、干姜、附子之类，虽亦能回阳于顷刻，然内无阴气，阳回而阴不能摄，亦旋得而旋失矣。

此症用救亡散亦易奏功。

人参 当归 熟地（各一两） 甘草（二钱） 附子（一片）

水煎服。

◆ 冬月伤寒，大汗热解，腹微痛，腰不可俯仰。人以为邪在肾经未出，欲用豨莶丸加防己治之，非其治也，此乃发汗亡阳，阳虚而阴不能济之故也。夫阴阳相根，此症因汗泄过多，阳气无几，而阴又自顾不遑，不敢引阳入室，而阳无所归，故行于腹，孤阳无主而作痛。肾中之阴，又因阳气不归，而孤阴无伴，不敢上行于河车之路，故腰不可以俯仰。方用引阳汤治之。

杜仲（一钱） 山药（五钱） 甘草（一钱） 茯苓（二钱） 芡实（三钱） 人参（三钱） 肉桂（三分） 白术（五钱）

水煎服。一剂而腹疼止，二剂而腰轻，三剂而俯仰自适矣。此方助阳气之旺，而不去助阴气之微。盖阴之所以杜阳者，欺阳气之衰也，予所以助阳而不助阴也。倘用豨莶、防己以重损其阴阳，则终身不为废人者几希矣。此症济阳汤亦可用。

杜仲（二钱） 山药（一两） 甘草（一钱） 人参（五钱） 白术（五钱）破故纸（一钱）

水煎服。

中寒门（三则）

◆人遇严寒之时，忽感阴冷，直入于腑，手、足、身皆冷，面目色青，口呕清水，腹中雷鸣，胸胁逆满，体寒发颤，腹中觉有凉气一裹，直冲而上，猝不知人，此寒气直中七腑也。夫中寒之病，与伤寒之症大相悬绝。盖伤寒之寒，由表而入于里；中寒之寒，由腑而入于脏。虽入腑、入脏同是直中之症，而治法终有不同也。盖入腑之寒轻于入脏，则治腑之寒乌可重于治脏哉！惟是腑有七，而中腑之药似宜分别。大凡阴寒之中人，必乘三焦之寒而先入，温三焦之寒，而七腑之寒可尽散也。然而三焦之所以寒者，又由于胃气之虚也。徒温三焦之寒，而不急补其胃气，则气虚而不能接续，乌能回阳于顷刻乎？方用**救腑回阳汤**：

人参（五钱） 附子（一钱） 肉桂（二钱） 巴戟天（一两）

水煎服。此方用人参以扶胃气，用肉桂以回阳，亦不必更借巴戟天之为君矣。不知巴戟天补心肾之火，心肾之火旺，而三焦之火更旺矣。且巴戟天生胃气而回阳，故用之为君，尤能统人参、附、桂同心之将，而扫荡祛除，寓剿于抚之中也。所以一剂奏功，阳回而阴寒立散矣。

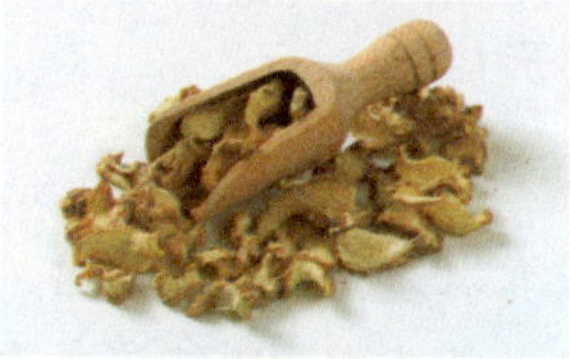
干姜

此症用**术桂干姜汤**甚效。

白术（一两） 肉桂（三钱） 干姜（三钱）

水煎服。

◆人有严寒之时，忽感阴寒，唇青身冷，手足筋脉挛急，上吐下泻，心痛腹疼，囊缩甲青，腰不能俯仰，此阴寒中脏之病也。夫中脏重于中腑，寒气入于五脏，似宜分脏而治；然而不必分也，但直温其命门之火，则诸脏之寒可以尽散。盖命门为十二经之主，主不亡，则心君必不为下殿之走；主不亡，则肝木必不为游魂之变；主不亡，则肺金必不为魄散之升；主不亡，则脾土必不为崩解之。惟命门既寒，而阳气为阴邪所逼，越出于肾外，则五脏之神不能独安，各随阳而俱遁矣。然则五脏为寒邪所犯，不必治五脏也，独温其命门，而五脏之寒可解。虽然，命门虽为五脏之主，而五脏气虚，大兵到处，扫荡群妖，苟无粮草，何以供命。此命门宜温，而五脏之气亦不可不补也。方用**荡阴救命汤**：

人参（一两） 白术（三两） 熟地（三钱） 肉桂（一钱） 附子（三钱） 山茱萸（二钱） 茯神（三钱）

水煎服。一剂而阳回，再剂而全愈。

何神速乃尔？盖寒入五脏，由命门之阳外出，一回其阳，而寒气无留于脏矣。方中以参、术为君，似乎止救心、脾二经；虽附子、肉桂与熟地、山茱同用，肾亦在所救之中，而肝、肺竟置之度外。何以能斩关直入，回阳于顷刻耶？不知五脏为寒邪所犯，大约犯肾之后，即便犯脾，而后犯心也，犯肝、肺者无多也。故专顾心肾与脾经，而肝肺已在其内。况人参同附子并用，无经不达，又宁有肺肝之不入者乎。而且补肝、补肺之药，无非收敛之剂，欲祛邪而使之出，不可留邪而使之入，倘用收敛之味以补肝肺，反掣人参、附子之手，不能迅于荡阴矣。此用药之不杂，实有秘义也。且肾中水火原不相离，用桂、附大热之药以回阳，未免肾中干燥，与其回阳之后，又补肾水以济阳，何如于用火之时，而先为防微之为得哉。吾所以少用熟地、山茱于桂、附之中，以制火之横。且火得水而归源，水招火而入宅，故能奏既济之功，而无亢炎之失也。

此症用**参术桂附加熟地汤**亦妙。

人参　白术（各一两）　附子　肉桂（各二钱）　熟地（五钱）

水煎服。

◆冬月直中阴寒，吐泻交作，身发热者，人以为伤寒传经之症也，然而虽是伤寒，实有分别，此乃直中少阴之邪，而非传经少阴之邪也。夫直中阴经，原无身热之症，兹何以身热耶？此正阳与阴战，乃邪旺而正不肯安于弱，以致争斗而成热也。若传经少阴之症，必至数日后始行吐泻，未有初感第一日即身热而上吐下泻者，故此症确是直中，而非传经也。直中，邪即入里；传经，邪在表，而入里本是悬殊，不可不察也。治法用**参附茯苓汤**：

人参（一两）　附子（一钱）　茯苓（五钱）

水煎服。一剂而吐泻止，而身热亦退。何其效之速乎？不知此症，原因阳气之弱，不胜阴邪之盛，故尔发热。吾助其阳气，则阳旺而阴自衰。况又佐之附子之勇猛，突围破敌，则阳气更盛，自然转败而成功矣。且益之茯苓之澹泄，分消水气，则胃土得安，而上下之间，无非阳气之升降，阴邪又安能冲决哉！

此症亦可用**参苓附术加生姜汤**：

人参　白术　生姜（各一两）　附子（二钱）　茯苓（三钱）

水煎服。

卷之二

中风门（二则）

◆人有入室向火，一边热而一边寒，遂致左颊出汗，偶尔出户，为贼风所袭，觉右颊拘急，口㖞于右，人以为中风之症也。而余以为非中风也，乃向火而火逼其热，以并于一边耳。若作风治，而中实无风。和其气血，而佐之以解火之味，则火平而㖞斜自正也，方用**和血息火汤**：

升麻（一钱） 当归（五钱） 黄芪（三钱） 防风（三分） 秦艽（一钱） 白芷（五分） 桂枝（三分） 天花粉（二钱） 甘草（一钱） 麦冬（三钱） 玄参（五钱）

水煎服。一剂轻，二剂而㖞斜正矣。方中以补血补气为先，而佐辅之药多用阳明之味者何居？盖阳明之脉起于鼻，交于频中，循鼻外入上齿中。是两颊与齿正阳明之部位也。升麻、白芷乃阳明经药也，故用之以引入于齿、颊，而秦艽能开口噤；防风能散风邪；桂枝实表而固营卫，与归、芪、玄、麦同用，自善通经络而活脏腑，使真有风邪亦于何处存活。矧原无大风之犯，不过些小之风乎，自然效应如桴鼓也。此症亦可用**偏解散**：

当归 炒栀子 生地（各三钱） 乌药 防风 白芷（各三分） 半夏（一钱） 黄芪 茯苓（各一钱） 白芍（五钱） 秦艽（一钱）

水煎服。

◆人有久痢之后，一旦昏仆，手撒眼瞪，小便自遗，汗大出不止，喉作拽锯之声，人以为中风之症也，而余独以为不然。盖此病乃下多亡阴，阴虚而阳暴绝也。本不可救，然急灸其气海之穴，而阳气得续，亦有生者。虽然阳气回，而不用补气之药，阳气随回而随绝也。方用**独参汤**：

人参（三两） 附子（三分）

煎汤灌之，而人不死矣。

夫气海之穴，前与丹田相通，乃生气之原也，故灸之而阳回。非助之以人参，则气回于无何有之乡，而不能生生于无尽，徒为接续，又何益乎？此人参所以为夺命之药欤。

此症亦可用**参术加桂汤**：

人参（二两） 白术（二两） 肉桂（一钱）

水煎灌服。

痹证门（五则）

◆人有两足牵连作痛，腹又微溏，人不能寐，卧倒足缩而不能伸，伸则愈痛者，人以为寒湿之成痹也，谁知是风寒湿同结于大肠乎？夫风入大肠，日日大便，邪似易下，即有湿气，亦可同散，何以固结于中，而痛形于两足耶？不知寒邪入腹，而留于大肠，又得风湿相搏，每不肯遽散，因成为痹耳。治法必去此风寒湿三气之邪，使不留于大肠，而痹病可愈。然而徒治大肠之邪，而风寒湿转难去也，又宜益大肠之气，令气旺于肠中，而转输倍速，则风寒湿亦易祛诶。方用**逐痹丹**：

人参（一钱） 茯苓（五钱） 肉桂（三分） 升麻（五分） 甘草（一钱） 薏仁（一两） 神曲（五分） 白术（五钱）

水煎服。一剂而湿去，二剂而风寒亦散也。此方治湿为多，而治风治寒反轻者，盖水湿最难分消，治其难，而易者更易。况治湿之中，不伤元气，则大肠自有传化之妙力，能使风寒随湿而同解也。

此症亦可用**薏仁苓术汤**：

茯苓 白术（各五钱） 薏仁（一两） 肉桂（三分） 炒荆芥（三钱）

水煎服。

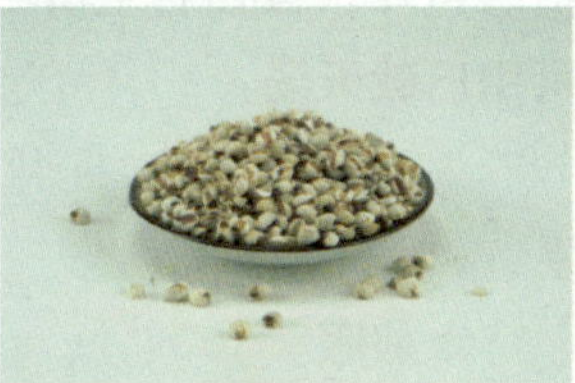

薏仁

◆人有呕吐不宁，胸膈饱闷，吞酸作痛，因而两足亦痛者，人以为胃口之寒也，谁知是风寒湿结于胃而成痹乎？夫胃喜热而不喜寒，胃口一寒，邪气因之相犯，风入于胃而不散，湿停于胃而不行，三者相合，而痹症乃成。治法祛三者之邪，而仍在调其胃气，胃气健而风寒湿不攻自解也。方用**六君子汤加减**治之。

人参（三钱） 白术（五钱） 生姜（五片） 陈皮（五分） 甘草（五分） 肉桂（五分） 荆芥（三钱） 茯苓（三钱） 半夏（一钱）

水煎服。一剂轻，二剂又轻，三剂更轻，连服十剂而饱闷酸痛之证尽去。此方开胃而又善分消，加之生姜、荆芥，尤善祛散风寒，以离散党羽，故奏功特神也。

此症亦可用温胃消湿丹：

人参　黄芪　茯神　巴戟天（各三钱）　远志（一钱）　肉桂（三分）　肉豆蔻（一枚）　益智仁　甘草　防风（各五分）

水煎服。

◆人有心下畏寒作痛，惕惕善惊，懒于饮食，以手按之，如有水声啯啯，人以为水停心下也，谁知是风寒湿结于心包络乎？夫水邪犯心则痛；风邪乘心则痛；寒邪入心则痛，是邪无论风寒湿均能成病。重则未有不死者，今止畏寒作痛，而不致有死亡者，正心包以障心也。然心包既然障心，独当其锋，安得而不痛乎。治法自当急祛风寒湿三者之邪，使之毋犯心包，而心君相安，何致心下之痛哉。虽然，徒祛风寒湿之邪，而不补心包之气，则心包太弱，而外援之师亦多相欺，反成覆亡之祸。故必补心包而兼治风寒湿也。方用散痹汤：

巴戟天（五钱）　白术（五钱）　菟丝子（三钱）　炒枣仁（三钱）　远志（八分）　山药（五钱）　莲子（五钱）　茯苓（三钱）　甘草（三分）　柴胡（一钱）　半夏（一钱）

水煎服。一剂而惊止，二剂而胃气开，三剂而水声息，十剂而心下之痛安然也。此方之药，似乎单治心也，然而心包为心之相臣，治心正所以治心包耳。譬如君主清明，而相臣供职惟谨，自能安反侧于顷刻也。此症可用巴戟天汤：

人参　白术　茯神　巴戟天　车前子（各三钱）　山药（一两）　半夏　肉桂（各一钱）

水煎服。

◆人有小便艰涩，道涩如淋，而下体生疼，时而升上有如疝气，人以为疝，或以为淋，而不知非也。盖风寒湿入于小肠之间，而成痹耳。夫小肠主泄水者也，水入小肠，何邪不去，乃缩住而不流，盖寒与风作祟也。治法必须散小肠之风寒，而湿气不难去也。然而治小肠，必宜治膀胱之为得，膀胱利而小肠无不利也。虽膀胱亦有痹症，而与小肠之痹正无差别，故治小肠之痹，必当以治膀胱者治之耳（风寒湿入于小肠而成痹，亦无人能识）。方用攻痹散：

车前子（三钱）　茯苓（三钱）　薏仁（一两）　肉桂（五分）　木通（二钱）　白术（五钱）　王不留行（一钱）

水煎服。一连数剂。

而似淋者不淋，似疝者不疝，再服数剂，而痛如失也。此方利湿而又不耗气，祛寒而风自散，所以为佳，何用逐风之品以损伤脏腑哉。此症可用**寄奴汤**：

白术（一两） 茯苓（三钱） 肉桂（一钱） 柴胡（一钱） 刘寄奴（二钱）

水煎服。

◆ 人有一身上下尽行作痛，有时而止，痰气不清，欲嗽不能，咽喉气闷，胸膈饱胀，二便艰涩，人以为肺气之不行也，谁知是风寒湿之犯于三焦乎？夫三焦主气，而流通于上中下之间者，气也。风寒湿感一邪，而气即不能宣矣。况三邪搏结，安能自舒乎。毋怪清浊二道，举皆闭塞，因而作痛也。治法不急祛风寒湿三者之邪，则三焦何以流通哉！然三焦不可径治也。治三焦必宜治肾，肾气旺而下焦之气始通；更宜治肺，肺气肃而上焦之气始降；尤宜治脾胃，脾胃健而中焦之气始化。理肺、肾、脾胃之气，而益之散邪之药，则三焦得令，而风寒湿不难去也。方用**理本汤**：

人参（一钱） 白术（五钱） 麦冬（三钱） 山药（五钱） 芡实（五钱） 巴戟天（三钱） 肉桂（一钱） 桔梗（五分） 贝母（五分） 白芥子（二钱） 防己（三分） 茯苓（三钱） 豨莶草（一钱）

水煎服。四剂而上中下之气乃通，一身之病尽解，再用四剂，诸症全愈。此方全去扶肺、肾、脾胃之气，而轻于祛风寒湿者，正所以理其本也，而攻标在其内矣。况原未尝无荡邪之药乎，故能建功若是之神也。

此症亦可用**防桂术苓散**：

白术 茯苓 防风（各五钱） 巴戟天（三钱） 肉桂（一钱） 桂枝（八分） 天花粉 黄芪（各二钱）

水煎服。

心痛门（四则）

◆ 人有久患心疼，时重时轻，大约饥则痛重，饱则痛轻，人以为寒气中心也，谁知是虫伤胃脘乎？盖心君宁静，客寒客热之气，皆不能到，倘寒气犯心，立刻死矣，安能久痛乎？凡痛久不愈者，皆邪犯心包与胃口耳。但邪犯胃与心包，暂痛而不常痛也，断无饥重而饱轻者。若虫蚀，则觅食头上行，而无食以充其饥，则其身上撺，口啮胃脘之皮，则若心痛，而实非心痛也。不杀虫而但止其痛，痛何能止乎？方用**化虫定痛丹**：

生地（二两）

水煎汁二碗，入白薇二钱，煎汁一碗，淘饭食之，非吐物如虾蟆，必泻虫如守宫也。

大凡胃中湿热，人多生虫。饮食倍于寻常，皆易有虫，以此方投之，皆能取效，不止治心痛之虫也。盖生地杀虫于有形，而白薇杀虫于无形，合而用之，化虫最神。虫死而心痛自除，非生地、白薇之能定痛也。

此症用**草根粥**亦效。

楝树根（一两）

煎汤二碗，入甘草一钱，再煮粥一碗。顿食之，即止痛。

◆ 人有一时心痛，倏痛倏已，一日而十数遍者，饮食无碍，昼夜不安，人以为此虫也，而不知不然。夫虫痛必非一日而成，岂有无端而一时心痛者乎？或曰此火也。夫火则终日痛，而必非时痛时止者。然则为何痛乎？非火、非虫，乃气虚而微感寒湿之邪，邪冲心包而作痛，邪不冲心包而即不痛，即古人所云去来痛也。痛无补法，而独去来痛，必须用补，不补虚而痛不能止。然徒用补药，而不加入祛寒祛痰之味，亦不能定痛也。方用**去来汤**：

人参（三钱） 茯苓（三钱） 苍术（三钱） 白术（五钱） 甘草（二钱） 川乌（二钱） 半夏（一钱）

水煎服。一剂而痛即止，再剂而痛不再发。

方中用二术为君主，最有佳意。盖痛虽由于气虚，毕竟湿气之侵心包也。二术去湿而又健脾胃之气，故用之以佐人参、茯苓补气以利湿，则湿去而气更旺也。气既旺矣，而川乌得直入心包，以祛逐其寒邪；半夏得行于中脘，而消其败浊之痰；甘草和缓，调停于邪正之间，以奏功于眉睫矣。

此症用**苍乌参苓散**亦甚效。

人参 草乌（各一钱） 茯苓 苍术（各三钱） 巴戟天（一两）

水煎服。一剂即止痛。

◆ 人有心痛之极，苦不欲生，彻夜呼号，涕泗滂沱者，人以为火邪作祟也。然致此火邪之犯心者，何故乎？盖因肝气之郁而不舒，木遂生火以犯心矣。夫肝木生心火者也，而何以反致克心？盖心属火，而火不可极，火极反致焚心，往往有自焚而死者。故心火太旺，火正为心之所恶，而又得肝木之助火，则心不能受，必呼号求救于四邻，自然涕泪交垂矣。且肝木之火又系郁火，正火顺而郁火逆，犹非心之所喜，故入心而心不受。然火势太旺，又不能遏抑，偏欲直入于心宫，而心包又掩护重重，未易焚烧，但肝木之郁火，乃木中之火，龙雷之火也，每从下而上冲，霹雳之威，震开天门，火光所至，焚林烧木，天地且为之动荡，何能止遏哉！此肝火之冲心，所以直受其害也。治法必须泻肝木之火，更须解木气之郁，而少佐以安心之剂，则心痛自止也。方用**救痛安心汤**：

白芍（一两） 炒栀子（三钱） 甘草（一钱） 柴胡（二钱） 贯仲（二钱） 乳香（一钱） 没药（一钱） 苍术（三钱）

水煎服。一剂而痛定，再剂而全愈矣。白芍、柴胡，最解肝气之郁；栀子、贯仲，最泻肝火之暴；乳香、没药，最止脏腑之痛，而甘草、苍术和中消湿，辅佐得宜，故一剂而奏功也。

此症用**栀香饮**亦妙。

炒栀子 荆芥（各三钱） 茯苓（五钱） 甘草 乳香末 丹砂末 木香末（各一钱）

水煎调服。一剂即止痛。

◆ 人有真正心痛，法在不救，然用药得宜，亦未尝不可生也。其症心痛不在胃脘之间，亦不在两胁之处，恰在心窝之中，如虫内咬，如蛇内钻，不特用饭不能，即饮水亦不可入，手足冰冷，面目青红者是也。夫真心痛，原有两症，一寒邪犯心，一火邪犯心也。寒犯心者，乃直中阴经之病，猝不及防，一时感之，立刻身死。死后必有手足尽紫黑者，甚则遍身俱青，多非药食能救，以至急而不遑救也。倘家存药饵，用人参一二两，附子三钱，急煎救之，可以望生，否则必死。若火犯心者，其势虽急而犹缓，可以远觅药饵，故不可不传方法，以救人也。余言前症，正火邪犯心也，但同是心疼，何以辨其一为寒而一为热？盖寒邪舌必滑，而热邪舌必燥耳。倘辨其为火热之心痛，即用**救真汤**投之。

炒栀子（三钱） 炙甘草（一钱） 白芍（一两） 广木香末（二钱） 石菖蒲（一钱）

水煎服。一剂而痛止矣，不必更用二剂。

但痛止后必须忍饥一日，断不再发。或曰：既是真心痛，宜用黄连以直治心火，何以不治心而治肝耶？不知肝为心之母，泻肝木之气，则肝不助火而心气自平，泻肝木正善于泻心火也。倘直泻其心，则心必受伤，虽暂取效于一时，而脾胃不能仰给于心火，则生气遏抑，必至中脘虚寒，又变成他症矣。此黄连之所以不用，而反用栀子也。

胁痛门（四则）

◆人有两胁作痛，终年累月而不愈者，或时而少愈，时而作痛，病来之时，身发寒热，不思饮食，人以为此肝经之病也。然肝经之所以成病，尚未知其故，大约得之气恼者为多。因一时拂抑，欲怒而不敢，一种不平之气，未得畅泄，肝气郁而胆气亦郁，不能取决于心中，而心中作热，外反变寒，寒热交蒸，则肝经之血停住于两胁而作痛矣。倘境遇顺适，则肝气少舒，其痛不甚。及夫听恶声，值逆境，又触动其从前之怒气，则前病顿兴，而痛更重矣。治法必须解其怒气，要在平肝。方用**遣怒丹**：

白芍（二两） 柴胡（一钱） 甘草（一钱） 乳香末（一钱） 广木香末（一钱） 白芥子（三钱） 桃仁（十粒）

水煎服。一剂痛轻，四剂痛止，十剂病除。夫平肝之药，舍白芍实无第二味可代，世人不知其功效，不敢多用。孰知白芍必多用而后能取胜，用至二两，则其力倍于寻常，自能遍舒其肝气。况助以柴胡之疏泄，甘草之调剂，桃仁、白芥以攻其败瘀，乳香、广木以止其痛疼，安得不直捣中坚以解散其敌垒哉。

此症亦可用**宣郁定痛汤**：

白芍（一两） 川芎 当归 丹皮（各三钱） 柴胡（二钱） 甘草 白芥子 大黄 牛膝 炒栀子（各一钱）

水煎服。二剂即安。

◆人有横逆骤加，一时大怒，叫号骂詈，致两胁大痛而声哑者，人以为怒气伤肝矣。然而其人必素有火性者，此等肝脉必洪大而无伦次，眼珠必红，口必大渴呼水，舌必干燥而开裂，当急用平肝泻火之药，方能舒其暴怒之气，倘少迟药饵，或药饵不中其病，必触动其气，有吐血倾盆之患矣。急用**平怒汤**：

白芍（三两） 丹皮（一两） 当归（一两） 炒栀子（五钱） 荆芥（炒黑，五钱） 天花粉（三钱） 甘草（一钱） 香附（三钱）

水煎服。一剂而气少舒，二剂而气大平，三剂痛如失，不必四剂也。

盖肝性最急，怒则其气不平，用芍药平其气也，甘草缓其急也。肝气既平而且缓，而后可散其气而泻其火矣。当归辛以散之也，荆芥引而散之也，栀子、丹皮凉以泻之也。然而徒散其火，而火为痰气所结，则散火而未能遽散，故又加香附以通其气，加花粉以消其痰。君臣佐使，无非解纷之妙药，怒气虽甚，有不自知其解而解者矣。或疑药剂太重，凉药过多，讵知其人，素系有火，又加大怒，则五脏无非热气，苟不用大剂凉药，何以平其怒而解其火哉？

此症用**平怒散**亦妙。

白芍（一两） 丹皮（一两） 当归（五钱） 炒栀子 牛膝（各三钱） 甘草 柴胡 广木香（各一钱） 枳壳（八分）

水煎服。一剂轻，二剂愈。

◆ 人有跌扑之后，两胁胀痛，手不可按，人以为瘀血之作祟也，用小柴胡汤加草龙胆、青皮等药而愈。次年而左胁复痛，仍以前药治之，不能取效。盖瘀血存于其中，积而不散，久而成痛也。夫小柴胡乃半表半里之药，最能入肝以舒木，而胁正肝之部位，宜乎取效而不效者，以小柴胡止能消有形之活血，而不能散有形之死血也。血活易于流动，行气而瘀滞可通，血死难于推移，行气而沉积不化，必用败血之药以下死血，而痛可除也。方用抵当丸，以水蛭、虻虫有形之毒物，庶易下有形之死血耳。服一剂，必便黑血而愈，愈后乃用**四物汤加减**而调理之。

熟地（一两） 白芍（一两） 丹皮（三钱） 川芎（一钱） 当归（五钱） 三七根末（三钱）

水煎服。四物汤补血之剂也，既下死血，何以又补其血乎？不知血死既久，在肝经则肝血已无生气，若不补其血，则肝舍空虚，未必不因虚而成痛，惟补其血，则死血方去，而新血即生，肝气快乐，何至有再痛之虞乎？然则补血可也，又加三七根以止血者何居？恐水蛭、虻虫过于下血，万一死血行而活血随之而下，不徒补无益乎？所以于补中止之，得补之益，而无下之失，始奏万全之功也。

此症亦可用**散瘀汤**：

水蛭（炒黑色，为末，一钱） 当归（五钱） 丹皮 红花（各五钱） 甘草（一钱） 生地（三钱）

水煎服。一剂即愈。

◆人有右胁大痛，肿起如覆杯，手不可按，按之痛益甚，人以为肝经之火也，谁知是脾火内伏、瘀血存注而不散乎？夫胁虽为肝位，而肝必克脾，脾受肝克，则脾亦能随肝而作痛。然而无形之痛，治肝而痛可止，有形之痛，治脾而痛始消。今痛而作肿，正有形之痛也，乃瘀血积于脾中，郁而不舒，乘肝部之隙，因外肿于右胁耳。治法必须通脾中伏热，而下其瘀血，则痛可立除也。方用败瘀止痛汤：

大黄（三钱） 桃仁（十四粒） 当归（三钱） 白芍（一两） 柴胡（一钱） 黄连（一钱） 厚朴（二钱） 甘草（一钱）

水煎服。一剂而瘀血下，二剂而痛除，肿亦尽消。此方大黄、柴胡、黄连同用，能扫瘀去陈，开郁逐火，迅速而无留滞之苦。然非多用白芍，则肝气难平，而脾中之热受制于肝，正不易散，是病在脾，而治仍在肝也。

此症用木土两平汤亦效。

石膏 茯苓 苍术 炒栀子（各三钱） 白芍（五钱） 甘草（一钱）

水煎服。一剂轻，二剂愈。

头痛门（三则）

◆人有头痛连脑，双目赤红，如破如裂者，所谓真正头痛也。此病一时暴发，法在不救，盖邪入脑髓而不得出也。虽然邪在脑，不比邪犯心与犯五脏也，苟治之得法，亦有生者。我今传一奇方以救世，名为救脑汤：

辛夷（三钱） 川芎（一两） 细辛（一钱） 当归（一两） 蔓荆子（二钱）

水煎服。一剂而痛即止。细辛、蔓荆治头痛之药也，然不能直入于脑，得辛夷之导引则入之矣。但三味皆耗气之味，同川芎用之，虽亦得愈头痛，然而过于辛散，邪气散而真气亦散矣，故又加入当归之补气补血，则气血周通于一身，邪自不能独留于头上矣，有不顿愈者乎？

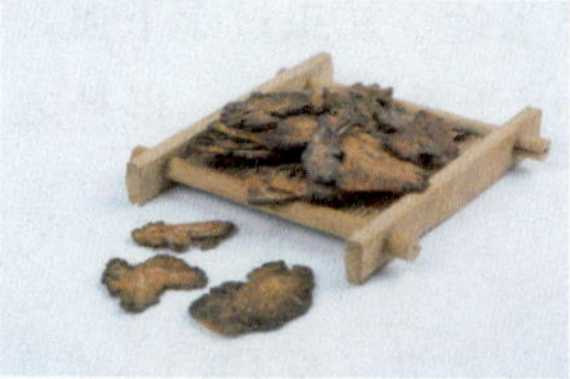

川芎

此症用护首汤亦效。

川芎（五钱） 当归（一两） 白芷 郁李仁 天花粉（各三钱） 蔓荆子（一钱）

水煎服。一剂效。

◆人有头痛如破，走来走去无一定之位者，此饮酒之后，当风而卧，风邪乘酒气之出入而中之也。酒气既散，而风邪不去，遂留于太阳之经。太阳本上于头，而头为诸阳之首，阳邪与阳气相战，故往来于经络之间而作痛也。病既得之于酒，治法似宜兼治酒矣，不知用解酒之药必致转耗真气，而头痛愈不能效，不若直治风邪能奏效之速也。方用**救破汤**：

川芎（一两） 细辛（一钱） 白芷（一钱）

水煎服。一剂而痛止，不必再剂也。盖川芎最止头痛，非用细辛则不能直上于巅顶，非用白芷则不能尽解其邪气，而遍达于经络也。虽如藁本他药，未尝不可止痛，然而大伤元气，终逊川芎散中有补之为得也。

此症亦可用**芷桂川芎汤**：

川芎（一两） 白芷（三钱） 桂枝（三分）

水煎服。一剂即止痛。

◆ 人有头疼不十分重，遇劳、遇寒、遇热皆发，倘加色欲，则头岑岑而欲卧矣。此乃少年之时，不慎酒色，又加气恼而得之者也。人皆以头痛之药治之而不愈者，何也？盖此病得之肾劳，无肾水以润肝，则肝木之气燥，木中龙雷之火，时时冲击一身，而上升于巅顶，故头痛而且晕也。治法宜大补其肾中之水，而少益以补火之品，使水足以制火，而火可归源，自然下引而入于肾宫。火有水养，则龙雷之火安然居肾，不再上升而为头痛也。方用**八味地黄汤加减**用之。

熟地（一两） 山茱萸（五钱） 山药（五钱） 茯苓 丹皮 泽泻（各三钱） 川芎（一两） 肉桂（一钱）

水煎服。二剂而头轻，十剂而全愈。然后去川芎而加白芍、当归各五钱，再服二十剂，永不再发矣。

盖六味汤为补精之圣药，肉桂为引火归经之神品，川芎治头痛之灵丹，合而用之，所以奏功如响。惟是头痛在上焦，补肾中之水火在下焦也，何以治下而上愈？且川芎乃阳药也，何以入之至阴之中，偏能取效耶？不知脑髓与肾水原自相通，补肾而肾之气由河车而直入于脑，未尝相格也。川芎虽是阳药，然能补血而走于巅顶，既可上于巅顶，独不可入于脑内乎？况加之肉桂，以助命门之火，同气相合，故能同群共济，使宿疾老邪尽行祛散。而肾中水火，又复既济，何至有再冲上焦之患乎？十剂之后，不再用川芎者，头痛既痊，不可再用以耗真气。故改用白芍、当归，肾肝同治，使木气无干燥之忧，而龙雷之火，且永藏于肾宅，尤善后之妙法。倘倦服药汤，改汤为丸，未为不可也。

此症用五德饮亦佳。

熟地（二两） 麦冬 玄参（各一两） 川芎（五钱） 肉桂（三分）

水煎服。一剂而火降，二剂而痛止，连服一月，永不再发。

腹痛门（三则）

◆ 人有腹痛欲死，手按之而更甚，此乃火痛也。但火痛不同，有胃火，有脾火，有大小肠火，有膀胱火，有肾火，不可不辨也。胃火者，必汗而渴，口中臭；脾火痛者，必走来走去，无一定之处也；大肠火者，大便必闭结，而肛门必干燥后重；小肠火者，小便必闭涩如淋；膀胱火者，小便闭涩而若急；肾火者，则强阳不倒，口不渴而面赤，水窍涩痛是也。既知火症分明，然后因症以治之，自然不差。然而各立一方，未免过于纷纭。我有一方，可以共治有火之腹痛，方名导火汤：

玄参（一两） 生地（五钱） 车前子（三钱） 甘草（一钱） 泽泻（二钱）

水煎服。连服二剂而诸痛皆可愈也。夫火之有余，水之不足也。

玄参、生地滋其阴，而阳火自降，况又益之车前、泽泻之滑利，甘草之调和，尤能导火解氛，化有事为无事。倘知为胃火而加石膏，知为脾火而加知母，知为大肠火而加地榆，小肠火而加黄连，知为膀胱火而加滑石，知为肾火而加黄柏，尤效之极也。

◆ 人有终日腹痛，手按之而宽快，饮冷则痛剧，此寒痛也。不必分别脏腑，皆命门火衰，而寒邪留之也。盖命门为一身之主，命门寒而五脏七腑皆寒矣，故只宜温其命门之火为主。然命门之火不可独补，必须治兼脾胃。火土相合，而变化出焉。然又不可止治其土，盖土之仇者，肝木也，命门助土而肝木乘之，则脾胃之气，仍为肝制而不能发生，必须制肝，使木不克土，而后以火生之，则脾胃之寒邪既去，而阳气升腾，浊阴销亡于乌有，土木无战克之忧，而肠腹享安宁之乐矣。方用制肝益火汤：

白芍（三钱） 白术（五钱） 茯苓（三钱） 甘草（一钱） 肉桂（一钱） 肉豆蔻（一枚） 半夏（一钱） 人参（三钱）

水煎服。一剂而痛减半，再剂而痛尽除也。

方中虽六君子加减，无非助其脾胃之阳气。然加入白芍，则能平肝木之气矣。又有肉桂以温命门之火，则火自生土，而肉豆蔻复自暖其脾胃，则寒邪不战而自走也。

此症亦可用**消寒饮**：

白术　人参（各五钱）　肉桂　肉豆蔻　甘草（各一钱）

水煎服。一剂即止。

◆人有腹痛，得食则减，遇饥则甚，面黄体瘦，日加困顿者，此腹内生虫也。夫虫之生也，必有其故，或因饥食难化之物，渴饮寒冷之汤，以致久变为虫者有之。若阴阳之气旺，虫即生而亦随灭，安能久据于腹而作巢窟哉！惟其阴阳之气衰，不能运化于一身，而虫乃生而不死矣。其初食物，后将饮血而不可止，及至饮血而腹痛之病作。然则治法，乌可单杀虫，而不培其阴阳之气血乎？方用**卫生汤**：

人参（三钱）　白术（五钱）　白薇（一钱）　甘草（一钱）　榧子（十枚，切片）　槟榔（一钱）　使君子（十个，去壳）　干葛（一钱）

水煎服。一剂而腹转痛，二剂而腹痛除矣。此服药后而腹痛者，拂虫之意，切戒饮茶水，一饮茶水，止可杀虫之半，而不能尽杀之也。故禁食半日，则虫尽化为水，从大小便而出。方中用人参、白术为君，以升其阳气。阳升而虫不能自安，必头向上而觅食，所佐者尽是杀虫之药，虫何能久存哉！倘一饮茶水，则虫得水而反可死中求活矣，虽临时安贴，久则虫多而痛如故也。

此症用**逐虫丹**颇效。

白薇　茯苓（各三钱）　雷丸　甘草　槟榔（各一钱）　黄连（五分）　使君子（十个）　乌梅（一个）

水煎服。二剂全愈。

腰痛门（三则）

◆人有两腰重如带三千文，不能俯仰者。夫腰痛不同，此病因房劳力役，又感风湿而成。伤肾之症，治须补肾矣。然有补肾而腰愈痛者，其故何也？盖腰脐之气未通，风湿入于肾而不得出故也。法宜先利其腰脐之气，以祛风利湿，而后大补其肾中之水火，则腰轻而可以俯仰矣。方用**轻腰汤**：

白术（一两）　薏仁（一两）　茯苓（五钱）　防己（五分）

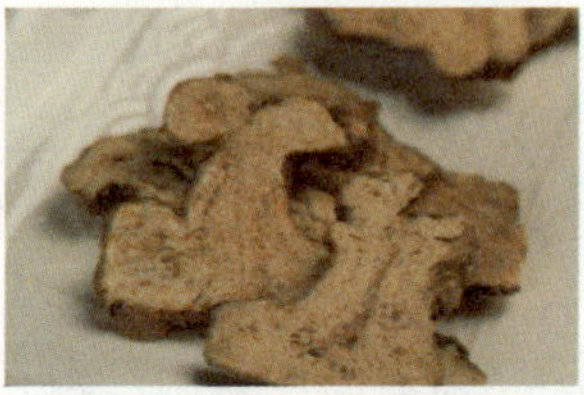

白术

水煎服。连服二剂而腰轻矣。此方惟利湿而不治腰，又能利腰脐之气，一方而两治之也。然不可多服者，以肾宜补而不可泻，防已多用必至过泄肾邪。肾已无邪可祛，而反损正气，故宜用补肾之药，而前药不可再用矣。方另用**三圣汤**：

杜仲（一两） 白术（五钱） 山茱萸（四钱）

水煎服。此方补肾中之水火，而仍利其腰脐者，肾气有可通之路，则俯仰之间，无非至适也。

此症用**术桂汤**亦神。

白术（三两） 肉桂（三分）

水煎服。二剂全愈，不再发。

◆ 人有动则腰痛，自觉其中空虚无着者，乃肾虚腰痛也。夫肾分水火，未可以虚字一言了之。经谓诸痛皆属于火，独肾虚腰痛非火也。惟其无火，所以痛耳。治法似宜单补肾中之火，然而火非水不生，若徒补火而不补水，所谓无阴不能生阳，而痛不可遽止，必须于水中补火，水火既济，肾气足而痛自除，此即贞下起元之意也。方用**补虚利腰汤**：

熟地（一两） 杜仲（五钱） 破故纸（一钱） 白术（五钱）

水煎服。连服四剂自愈。熟地补肾水也，得白术则利腰脐，而熟地不腻，杜仲、破故补火以止腰痛者也，得熟地则润泽而不至干燥，调剂相宜，故取效最捷耳。

此症用**实腰汤**亦佳。

杜仲（一两） 白术（二两） 熟地（一两） 山茱萸（四钱） 肉桂（一钱）

水煎服。十剂全愈。

◆ 人有大病之后，腰痛如折，久而成为伛偻者，此乃湿气入于肾宫，误服补肾之药而成之者也。夫腰痛明是肾虚，补肾正其所宜，何以用补肾填精之药，不受其益，而反受其损乎？不知病有不同，药有各异。大病之后，腰痛如折者，乃脾湿而非肾虚也。脾湿当去湿，而乃用熟地、山茱一派滋润之药，虽非克削之味，而湿以加湿，正其所恶，故不特无益，而反害之也。医工不悟，而以为补肾之药尚少用之也，益多加其分两，则湿以助湿，腰骨河车之路，竟成泛滥之乡矣，欲不成伛偻不可得也。方用**起伛汤**：

薏仁（三两） 白术（二两） 黄芪（一两） 防风（三分） 附子（一分）

水煎服。日用一剂，服一月而腰轻，服两月而腰可伸矣，服三月而全愈。此方利湿而又不耗气，气旺则水湿自消，加入防风、附子于芪、术之中，有鬼神不测之机，相畏而相使，建功实奇。万不可疑药剂之大，而少减其品味，使废人不得为全人也。

此症用芪术防桂汤亦可。

白术（四两） 黄芪（二两） 防己（一钱） 肉桂（一钱）

水煎服。十剂轻，二十剂愈。

卷之三

咽喉痛门（二则）

◆人有感冒风寒，一时咽喉肿痛，其势甚急，变成双蛾者。其症痰涎稠浊，口渴呼饮，疼痛难当，甚则勺水不能入喉，此阳火壅阻于咽喉，视其势若重，而病实轻也。夫阳火者，太阳之火也。太阳之火，即膀胱之火也，与肾经之火为表里，膀胱火动，而肾经少阴之火即来相助，故直冲于咽喉之间，而肺脾胃三经之火，亦复相随而上升，于是借三经之痰涎，尽阻塞于咽喉，结成火毒，而不可解。治法似宜连数经治矣，然而其本，实始于太阳，泄膀胱之火，而诸经之火自安矣。但咽喉之地，近于肺，太阳既假道于肺经，而肺经险要之地，即狭路之战场也，安有舍战场要地，不解其围，而先捣其本国者乎？所贵有兼治之法也。方用破隘汤：

桔梗（三钱） 甘草（二钱） 柴胡（一钱） 白芍（五钱） 玄参（三钱） 麻黄（一钱） 天花粉（三钱） 山豆根（一钱）

水煎服。一剂而咽喉宽，再剂而双蛾尽消矣。方中散太阳之邪者居其二；散各经之邪居其五，尤加意于散肺之邪者，由近以散远也。

此症用散蛾汤亦神效。

射干 枳壳 苏叶 当归（各一钱） 甘草（二钱） 桔梗（三钱） 天花粉（三钱） 山豆根（八分） 麻黄（五分）

水煎服。一剂即愈。

◆人有咽喉肿痛，日轻夜重，喉间亦长成蛾，宛如阳症，但不甚痛，而咽喉之际自觉一线干燥之至，饮水咽之少快，至水入腹，而腹又不安，吐涎如水甚多，将涎投入清水中，即时散化为水。人以为此喉痛而生蛾也，亦用泻火之药，不特杳无一验，且反增其重。亦有勺水不能下咽者，盖此症为阴蛾也。阴蛾则日轻而夜重，若阳蛾则日重而夜轻矣。斯少阴肾火，下无可藏之地，直奔而上炎于咽喉也。治法宜大补肾水，而加入补火之味，以引火归藏。方用**引火汤**：

熟地（三两） 巴戟天（一两） 茯苓（五钱） 麦冬（一两） 北五味（一钱）

水煎服。一剂而火自下归，咽喉之肿痛全消，二剂即全愈。方用熟地为君，大补其肾水，麦冬、五味为佐，重滋其肺余，金水相资，子母原有滂沱之乐，水旺足以制火矣。又加入巴戟之温，则水火既济，水趋下，而火已有不得不随之势，更增之茯苓之前导，则水火同趋，而共安于肾宫，不啻有琴瑟之和谐矣，何必用桂附大热之药以引火归源乎？夫桂附为引火归源之圣药，胡为弃而不用？不知此等之病，因水之不足，而火乃沸腾，今补水而仍用大热之药，虽曰引火于一时，毕竟耗水于日后，予所以不用桂附而用巴戟天，取其能引火而又能补水，则肾中无干燥之虞，而咽喉有清肃之益，此巴戟天所以胜桂附也。

此症用**收火汤**亦神效。

熟地（三两） 山茱萸（一两） 茯苓（五钱） 肉桂（三钱）

水煎一碗，探冷服。一剂即消。

牙齿痛门（二则）

◆人有牙齿痛甚不可忍，涕泪俱出者，此乃脏腑之火旺，上行于牙齿而作痛也。治法不泻其火则不能取效。然火实不同，有虚火，有实火，大约虚火动于脏，实火起于腑。而实火之中，有心包之火，有胃火；虚火之中有肝火，有脾火，有肺火，有肾火。同一齿痛，何以别之？不知各经在齿牙之间，各有部位也。两门牙上下四齿，同属心包也，门牙旁上下四齿，属肝也，再上下四牙乃胃也，再上下四牙乃脾也，再上下四牙乃肺也，再上下之牙乃肾也。大牙亦属肾，肾经有三牙齿，多者贵。治病不论多寡，总以前数分治之多验。火既有如许之多，而治火之法，宜分经以治之矣。虽然，吾实有统治火之法，方用**治牙仙丹**：

玄参（一两） 生地（一两）

水煎服。无论诸火，服之均效。察其为心包之火，加黄连五分；察其为肝经之火，加炒栀子二钱；察其为胃经之火，加石膏五钱；察其为脾经之火，加知母一钱；察其为肺经之火，加黄芩一钱；察其为肾经之火，加熟地一两。饮一剂而火轻，再剂而火散，四剂而平复如故矣。夫火既有虚实不同，何以一方而均治？不知火之有余，无非水之不足也。我滋其阴，则阴阳之火，无不相戢矣。况玄参尤能泻浮游之火，生地亦能止无根之焰，二味又泻中有补，故虚实咸宜，实治法之巧，而得其要者也。况又能辨各经之火，而加入各经之药，有不取效如神乎？或曰：火生于风，牙齿之疼，未有不兼风者，治火而不治风，恐非妙法。不知火旺则生风，未闻风大而生火，人身苟感风邪，则身必发热，断无风止入牙而独痛之理。况火病而用风药，反增其火热之势，是止痛而愈添其痛矣。或疑膀胱有火，肝经有火，心经有火，大小肠、三焦俱有火，何俱遗之而不言，不知脏病则腑亦病，腑病则脏亦病，治脏不必治腑，泻腑不必又泻脏，况膀胱、心与三焦、大小肠俱不入于齿牙，故略而不谈也。

此症外治亦可用**荜芫汤**：

荜茇　芫花（各二钱）

水一碗煎半盏，漱口即止痛。内治用**沙豆汤**亦妙。

沙参（一两）　荆芥　丹皮（各三钱）　山豆根（一钱）

水煎服。二剂即愈。

◆ 人有上下齿痛甚，口吸凉风则暂止，闭口则复作，人以为阳明之火盛也，谁知是湿热壅于上下之齿而不散乎？夫湿在下易散，而湿在上难祛，盖治湿不外利小便也。水湿下行其势顺，水湿上散其势逆，且湿从下受易于行，湿从上感难于散，故湿热感于齿牙之间，散之尤难。以饮食之水，皆从口入，必经齿牙，不已湿而重湿乎？湿重不散，而火且更重矣，所以经年累月而痛，不能止也。治法必须上祛其湿热，又不可单利小便，当佐之以风药，则湿得风而燥，热得风而凉，湿热一解，而齿痛自愈矣。方用**上下两疏汤**：

茯苓（五钱）　白术（三钱）　泽泻（二钱）　薏仁（五钱）　防风（五分）　白芷（三分）　升麻（三分）　荆芥（二钱）　胡桐泪（五分）　甘草（一钱）

水煎服。四剂而湿热尽解，而风亦尽散也。盖茯苓、白术、泽泻、薏仁原是上下分水之神药，又得防风、白芷、升麻、荆芥风药以祛风。夫风能散湿，兼能散火，风火既散，则湿邪无党，安能独留于牙齿之间耶，仍恐邪难竟去，故加入甘草、胡桐泪引入齿缝之中，使湿无些须之留，又何痛之不止耶？况甘草缓以和之，自不至相杂而相犯也。

口舌门（二则）

◆ 有妇人产子，舌出不能收，人以为舌胀也，谁知是难产心惊之故乎？夫舌乃心之苗，心气安而舌安，心气病而舌病，产子而胞胎已破，子不能产，欲顾子而母命恐亡，欲全母而子命难保，其心中惊恐，自必异于常时，心气既动，心火必不宁矣。胎胞之系，原通于心，用力产子，而心为之惧，故子下而舌亦出也。舌出不收，心气过升之故，治法必须降气为主。古人有以恐胜之者，然舌出由于心惊，复因惊以增其恐，吾恐愈伤心气矣，虽舌骤收，未必不随收而随出也，故降气必须补心，而不可增其恐。方用助气镇心丹：

人参（三钱） 茯神（二钱） 菖蒲（五分） 朱砂（一钱，不可火制） 五味子（一钱）

水煎含漱，久之然后咽下。一剂即收，二剂全愈。此方用朱砂以镇心，又得人参以生气，气旺则火自归心，火归而焰息，舌亦随焰而自收矣，何必增其恐惧，而气始下哉。

此症亦可用敛舌神丹：

人参（一两） 五味子（一钱） 麦冬（二钱） 附子（一片） 菖蒲 良姜（各三分）

水煎含漱咽下，一剂即收。

◆ 人有舌下牵强，手大指、次指不仁，两臂麻木，或大便闭结，或皮肤赤晕，人以为风热之病也，谁知是恼怒所致，因郁而成者乎？夫舌本属阳明胃经之土，而大肠之脉，散居舌下，舌下牵强，是阳明胃与大肠之病也。然非无因而至，因肝气不伸，木克胃土，则土虚而不能化食，遂失养于臂指经络之间，而麻木不仁之症生。臂指经络失养，何能外润于皮肤乎？此赤晕之所以起也。胃土受肝木之克，则胃气大燥，无血以资大肠，因热以生风，肠中秘结，益失其传导之职矣。治法必须通大肠而健胃，又必平肝以补血。方用八珍汤加减治之。

人参（一钱） 当归（五钱） 白芍（五钱） 柴胡（一钱） 陈皮（五分） 甘草（一钱） 槐角（一钱） 白术（一钱） 熟地（五钱） 半夏（五分） 茯苓（一钱）

水煎服。二剂轻，四剂又轻，十剂全愈。八珍汤补气补血之方也，加入柴胡以舒肝，增入槐角以清火，肝之郁解，而胃之气自旺，胃气旺，而转输自畅矣。

此症用颐养汤亦妙：

当归（一两） 香附 茯神 丹皮 玄参（各三钱） 柏子仁 沙参 黄芩（各二钱） 远志（五分） 麦冬（五钱） 甘草（一钱）

水煎服。四剂愈。

鼻渊门（二则）

◆ 人有无端鼻流清水者，久则流涕，又久则流黄浊之物，如脓如髓，腥臭不堪闻者，流至十年，而人死矣。此病得之饮酒太过，临风而卧，风入胆中，胆之酒毒，不能外泄，遂移其热于脑中。夫脑之窍通于鼻，而胆之气，何以通于脑，而酒之气何以入于胆耶？凡善饮酒者，胆气自旺，且多叫号，故酒先入胆，而胆不胜酒，即不及化酒，而火毒存于其中矣。夫胆属木，最恶者寒风也，外寒相侵，则内热愈甚。

胆属阳，而头亦属阳，胆移热而上走于头，脑在头之中，头无可藏热之处，故遇穴而即入。况胆与脑原是相通，脑之穴大过于胆，遂乐于相安居之，而不肯还入于胆矣。迨居脑既久，而动极思迁，又寻窍而出，乃顺趋于鼻矣。火毒浅而涕清，火毒深而涕浊，愈久愈流而愈重，后则涕无可流，并脑髓而尽出，欲不死而不可得矣。治法治其脑可也，然治其脑，必仍治其胆者，探源之治也。方用取渊汤：

辛夷（二钱） 当归（二两） 柴胡（一钱） 炒栀子（三钱） 玄参（一两） 贝母（一钱）

水煎服。一剂涕减，再剂涕又减，三剂病全愈。

盖辛夷最能入胆，引当归以补脑之气，引玄参以解脑之火，加柴胡、栀子以舒胆中之郁热，则胆不来助火，而自受补气之益也。然不去止鼻中之涕者，清脑中之火，益脑中之气，正所以止之也。盖鼻中原无涕，遏抑上游出涕之源，何必截下流之水乎？此治法之神耳。或疑当归过于多用，不知脑髓尽出，不大补则脑之气不生。辛夷耗散之物，非可常用也，故乘其引导，大用当归以补脑添精，不必日后之再用。倘后日减去辛夷，即重用当归无益矣。此用药先后之机，又不可不识也。人疑当归之不可多用者，不过嫌其性滑，有妨于脾耳，谁知脑髓直流之人，必髓不能化精者也，精不能化，则精必少，精少则不能分布于大肠，必有干燥之苦，然则用当归以润之，正其所喜，何虑之有？

此症用探渊丹亦能奏功。

辛夷（一钱） 当归（五钱） 麦冬（二两） 茯苓（三钱） 黄芩（二钱） 白芍（一两） 天花粉（三钱） 生地（五钱） 桔梗（二钱）

水煎服。四剂全愈。

◆ 人有鼻流清涕，经年不愈，是肺气虚寒，非脑漏也。夫脑漏即鼻渊也，原有寒热二症，不止胆热而成之也。然同是鼻渊，而寒热何以分乎？盖涕臭者热也，涕清而不臭者寒也。热属实热，寒属虚寒。兹但流清涕而不腥臭，正虚寒之病也。热症宜用清凉之药，寒症宜用温和之剂，倘概用散而不用补，则损伤肺气，而肺金益寒，愈流清涕矣。方用**温肺止流丹**：

诃子（一钱） 甘草（一钱） 桔梗（三钱） 石首鱼脑骨（五钱，煅过存性，为末） 荆芥（五分） 细辛（五分） 人参（五分）

水煎调服。一剂即止流矣，不必再服也。此方气味温和，自能暖肺，而性又带散，更能祛邪，故奏功如神。或谓石首脑骨，古人以治内热之鼻渊，是为寒物，何用之以治寒症之鼻渊耶？不知鼻渊实有寒热二症，而石首脑骨寒热二症皆能治之。但热症之涕通于脑，寒症之涕出于肺，我用群药皆入肺之药也，无非温和之味，肺既寒凉，得温和而自解，复得石首脑骨佐之，以截脑中之路，则脑气不下陷，而肺气更闭矣。所以一剂而止流也。

耳痛门（附耳聋二则）

◆ 人有双耳忽然肿痛，内流清水，久则变为脓血者，身发寒热，耳内如沸汤之响，或如蝉鸣，此少阳胆气不舒，而风邪乘之，火不得散，故生此病。法宜舒发胆气，而佐之祛风泻火之药则愈矣。然有治之而不效者，何也？盖胆受风火之邪，烁干胆汁，徒用祛风泻火之汤，则胆汁愈干，胆火益炽，火借风威，愈肆焚烧，而耳病转甚矣。方用**润胆汤**：

白芍（一两） 当归（一两） 柴胡（一钱） 炒栀子（二钱） 玄参（一两） 天花粉（三钱） 菖蒲（八分）

水煎服。一剂而痛轻，二剂而肿消，三剂而脓血止，四剂而寒热尽除，十剂而全痊也。归、芍不特入胆，而且入肝也，胆病肝必病，平肝则胆亦平也。柴胡、栀子亦是舒肝之药，舒肝正所以舒胆，肝血自旺，而胆汁有不濡润者乎？邪风邪火，已有不治自散之机，乃加天花粉之逐痰，则风火无党。用菖蒲通耳中之窍，引玄参以退浮游之焰，自然风火渐祛，上焦清凉，而耳病随愈也。

此症用止鸣丹亦效。

白芍（五钱） 柴胡（二钱） 炒栀子（三钱） 生地（三钱） 麦冬（三钱） 菖蒲（五分） 茯苓（三钱） 半夏（五分）

水煎服。数剂即愈。

◆ 人有双耳聋闭，雷霆喧呼之声终不相闻，而耳内不痛。此大病之后，或年老人有之，乃肾火内闭而气塞也，最难取效。法当内外兼治，内治必须大补心肾，虽耳属肾，而非心气之相通，则心肾不交，反致阻塞。故必用补肾之药，使肾之液滋于心，即宜用补心之剂，使心之气降于肾，心肾之气既交，自然上升而通于耳矣。方用启窍汤：

熟地（二两） 山茱萸（一两） 麦冬（一两） 远志（三钱） 五味子（二钱） 石菖蒲（一钱） 炒枣仁（三钱） 茯神（三钱） 柏子仁（三钱）

水煎服。一连四服，而耳中必然作响，此欲开聋之兆也，再照前方服十剂。而外用：

龙骨（一分） 雄鼠胆汁（一枚） 麝香（一厘） 冰片（三厘）

研绝细末为丸，分作三丸，绵裹塞之，不可取出，一昼夜即通矣，神效之极。耳通后，仍用前汤再服，一月后用大剂六味丸，以为善后之计，否则恐不能久聪也。

此症用通耳汤亦妙。

熟地（三两） 麦冬（一两） 炒枣仁 茯神 玄参（各五钱） 菖蒲（一钱） 柏子仁 炒黑荆芥（各三钱）

水煎服。十剂自通。

目痛门（二则）

◆ 人有目痛如刺触，两角多眵，羞明畏日，两胞浮肿，泪湿不已，此肝木风火作祟，而脾胃之气，不能升腾故耳。人生后天，以脾胃为主，脾胃一受肝木之制，则土气遏抑，津液干涸，于是木无所养而干枯，风又袭之，则木更加燥。眼目肝之窍也，肝中无非风火之气，而目欲清凉得乎？惟是肝经既燥，而目偏生泪，何哉？盖肾气救之耳。肝为肾之子，肝子为风火之邪所困，燃眉之祸，必求救于肾母，而肾痛其子，必以水济之，然而风火未除，所济之水与风火相战，肾欲养木而不能，肝欲得水而不敢，于是目不得水之益，而反得水之损矣。然而水终为木之所喜，而火终为木之所畏，日为阳火，灯为阴火，故两忌之。治法自当以祛风灭火为先，然而徒治风火而不用和解之法，则风不易散，而火不易息也。方用**息氛汤**：

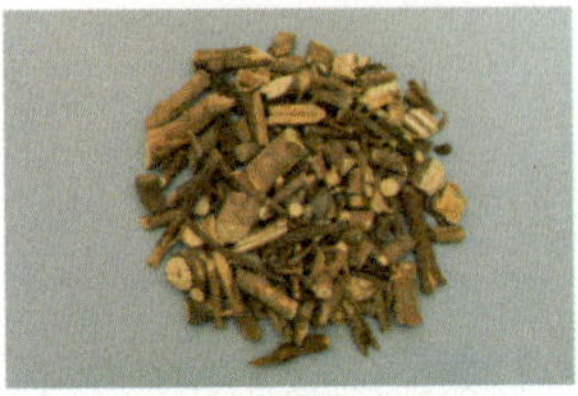

柴胡

柴胡（二钱） 当归（三钱） 白芍（三钱） 天花粉（二钱） 白蒺藜（三钱） 蔓荆子（一钱） 甘菊花（三钱） 草决明（一钱） 炒栀子（三钱） 白茯苓（三钱）

水煎服。二剂而火退，再服二剂而羞明畏日之症除，再服二剂，诸症尽愈也。此方泻肝木之风火，而又善调脾胃之气，更佐之治目退翳之品，真和解得宜也。

此症**柴荆饮**亦妙。

柴胡 薄荷 荆芥 甘菊（各一钱） 甘草（三分） 茯苓（三钱） 白芍（四钱） 白蒺藜 草决明 炒栀子（各二钱） 密蒙花 半夏（各五分）

水煎服。四剂愈。

◆ 人有目痛后迎风流泪，至夜则目暗不明，一见灯光两目干涩，此乃少年时所丧元阳，又加时眼，不守色戒，以致伤损大眦，故眦孔不闭，风寒透入其孔，内气即虚，外邪难杜，故尔出泪也。夫泪生于心，大眦正心之窍也。伤心则泪出，伤大眦而亦泪出者，正见内外之关切，伤大眦即伤心也。然则欲止大眦之泪，安可不急补其心乎？而徒补心，亦正无益，必须兼肾与肝而治之，使肾水生肝木，而肝木更能补心也。方用**固根汤**：

葳蕤（一两） 当归（五钱） 白芍（五钱） 熟地（一两） 麦冬（五钱） 甘菊（三钱） 菖蒲（三分） 柴胡（五分）

水煎服。连服四剂，即不畏风；再服四剂，见风不流泪矣；再服十剂全愈。盖葳蕤最善止泪，加之当归、白芍以补肝，熟地以滋肾，益之麦冬以补心，佐之甘菊、菖蒲、柴胡以舒其风火，而引诸经之药以塞其泪窍，此固其根本而末症自愈也。

此症用**养目汤**亦效。

当归 熟地 葳蕤 白芍（各五钱） 山萸 茯苓 麦冬 白术 丹皮 枸杞（各三钱） 巴戟天（二钱） 柴胡（三分）

水煎服。十剂全愈。

血症门（二则）

◆人有一时狂吐血者，未有不本之火者也。然血已吐出如倾盆，则火必变为虚火矣。实火可泻，而虚火断不可泻，况血已吐出，无血养身，而又用泻火之药，以重伤其胃气，毋论血不能骤生，而气亦不能遽转，往往有至气脱而死者。治法不可止血，而当活血，尤不可活血，而急当固气。盖气固则已失之血可以渐生，未失之血可以再旺耳。方用**固气生血汤**：

黄芪（一两） 当归（五钱） 荆芥（炒黑，二钱）

水煎服。一剂血止，再剂气旺，四剂血各归经，不致再吐矣。此方即补血汤之变，全在荆芥引血归于气分之中，引气生于血分之内，气血之阴阳既交，则水火之阴阳自济，断不至脏腑经络再有拂逆，使血冲击而再呕也。盖有形之血不能速生，无形之气所宜急固，吐血不治血而治气，前人已有言之者，余不必再论也。大约此方，治初起呕狂血者，若吐血既久，尚宜斟酌。

此症用**黄荆汤**亦神。

生地（四两） 炒黑荆芥（三钱）

煎服血止。

◆人有久吐血而未止，或半月一吐，或一月一吐，或三月数吐，或终年频吐，虽未咳嗽，而吐痰不已，委困殊甚，此肾肝之吐也。夫吐血未必皆是肾肝之病，然吐血而多，经岁月未有不伤肾肝者。肾肝既伤，则水不能养肝，而肝木必燥，龙雷之火不能安于木中，必下克于脾胃，而脾胃寒虚，龙雷之火，乃逆冲于上，以欺肺金之弱，挟胃中之血，遂火旺而沸腾，随口而出矣。治法必肾、肝、肺三经统补之。方用**三台救命汤**：

熟地（半斤） 麦冬（三两） 丹皮（二两）

水煎二碗，一日服尽，不再吐。熟地补肾以滋肝，麦冬清肺以制肝，丹皮去肝中浮游之火，又能引上焦之火以下归于肾脏，使血归经也。然非大用之，则火势燎原，何能止抑其炎炎之势，故必用重剂，则滂沱大雨，而遍野炎氛始能熄焰。至于火息血静，用地黄丸调理三年，乃延生之善计，愿人守服以当续命膏也。

此症用**填精止血汤**甚佳。

熟地（二两） 山茱萸（四钱） 麦冬（五钱） 北五味子（一钱） 炒黑荆芥（三钱） 白芍（一两）

水煎服。十剂血不再吐。

遍身骨痛门（二则）

◆人有一身上下，由背而至腰膝两胫，无不作痛，饮食知味，然不能起床，即起床席，而痛不可耐，仍复睡卧，必须捶敲按摩，否则其痛走来走去，在骨节空隙之处作楚，而不可忍。人以为此症乃痛风也。然痛风之症，多感于风湿，而风湿之感，多入于骨髓。风湿入于经络则易去，风湿入于骨髓则难祛，以骨髓属肾，肾可补而不可泻，祛风湿则伤肾，肾伤则邪欺正弱，将深居久住，而不肯遽出矣。虽然肾不可泻，而胃与大肠未尝不可泻也。泻胃与大肠之风湿，而肾之风湿自去。盖胃为肾之关，而大肠为肾之户也。方用**并祛丹**：

黄芪（一两） 白术（五钱） 茯苓（五钱） 甘菊花（三钱） 炙甘草（一钱） 羌活（五分） 防风（五分）

水煎服。一剂而痛减，二剂而痛除，三剂而痛全愈矣。愈后，用八味地黄丸调理，永无再犯之患。

论理，不治肾而治胃与大肠之风湿，去风宜用干葛也，去湿宜用猪苓也。有风有湿，必化为火，去火亦宜用石膏、知母也。然邪在骨髓，必须用气分之剂提出，在气分，使微寒之品，与轻散之味以和解之，则邪易于速化。然后用补肾之药补其肾中之水火，真水足而邪水不敢再入，真火足而邪火不能再侵也。

此症亦可用**芪术两活汤**：

人参 肉桂（各三钱） 白术 黄芪（各一两） 茯苓（五钱） 甘草（一钱） 羌活 独活（各五分）

水煎服。四剂愈。

◆人有遍身疼痛，至腰以下不痛者，人亦以为痛风也，谁知乃火郁于上中二焦，不能散而成者也。若作风湿治之，全不能效，然而仅治其火，亦正徒然。盖火生于郁。则肝胆之气不宣，木必下克脾胃之土，而土气不升，则火亦难发，以致气血耗损，不能灌注于经络而作痛矣。方用**逍遥散加味**治之。

柴胡（二钱） 白芍（五钱） 当归（一两） 甘草（一钱） 炒栀子（三钱） 陈皮（一钱） 茯苓（三钱） 白术（二钱） 羌活（一钱）

水煎服。一剂而痛如失矣。逍遥散专解肝胆之郁，栀子尤善于解郁中之火，肝胆之火既盛，则胆中之汁必干，肝中之血必燥，多加当归、芍药，更于平肝平胆之内而济之滋胆滋肝之味也。血足而气自流通，复加羌活以疏经络，自然火散而痛除耳。

此症用**和肝消火散**：

柴胡　栀子　丹皮　苍术　天花粉（各二钱）　白芍（五钱）　茯苓　生地（各三钱）　甘草（一钱）　陈皮（五分）　川芎（一钱）

水煎服。四剂全愈。

卷之四

五郁门（一则）

◆ 人有心腹饱满作胀，时或肠鸣，数欲大便，甚则心疼，两胁填实，为呕为吐，或吐痰涎，如呕清水，或泻利暴注，以致两足面跗肿，渐渐身亦重大。此等之病，初起之时，必杂然乱治，及其后也，未有不作蛊胀治之，谁知乃是土郁之病乎？土郁者，脾胃之气郁也。《内经》将土郁属之五运之气，而不知人身五脏之中，原有土郁之病，正不可徒咎之岁气，而不消息其脏腑之气也。夫土气喜于升腾，不喜下降，肝木来侮，则土气不升；肺金来窃，则土气反降，不升且降，而土气抑郁而不伸，势必反克夫水矣。水既受克，不敢直走于长川大河，自然泛滥于溪涧路径，遇浅则泻，逢窍必钻，流于何经，既于何经受病。治法宜疏通其土，使脾胃之气升腾，则郁气可解。然而脾胃之所以成郁者，虽因于肝木之有余，与肺金之不足，然亦因脾胃之气素虚，则肝得而侮，肺得而耗也。倘脾胃之气旺，何患成郁哉！故开郁必须补脾胃之气，补脾胃而后用夺之之法，则土郁易解耳。方用**善夺汤**：

茯苓（一两）　车前子（三钱）　白术（三钱）　柴胡（一钱）　白芍（五钱）　陈皮（三分）　半夏（一钱）

水煎服。连服四剂，而诸症渐愈。此方利水而不走气，舒郁而兼补正。不夺之夺，更神于夺也，何必开鬼门、泄净府始谓之夺哉！

此症用疏土汤亦佳。

白术 茯苓（各一两） 肉桂（三分） 柴胡（五分） 白芍（三钱） 枳壳（三分） 半夏（五分）

水煎服。四剂愈。

咳嗽门（四则）

◆人有骤感风寒，一时咳嗽，鼻塞不通，嗽重痰必先清后浊，畏风畏寒，此风寒入于皮毛，肺经先受之也。夫肺之窍通于鼻，肺受风寒之邪，而鼻之窍不通者，阻隔肺金之气也。肺窍既不能通，而人身之火即不能流行于经络，而火乃入于肺，以助风寒之党矣。故初起咳嗽，必须先散风寒，而少佐散火之剂，不可重用寒凉以抑其火，亦不可多用燥热以助其邪，用和解之法为最妙，如甘桔汤、小柴胡汤是也。然而世人往往以小恙不急治者多矣，久则肺气虚而难愈，则补母、补子之道宜知也。补母者，补其脾胃也；补子者，补其肾水也，似乎宜分两治之法，以治久咳久嗽之症。而余实有兼治之方，既有利于子母，而复有益于咳嗽，毋论新久之嗽，皆可治之以取效也。方用善散汤：

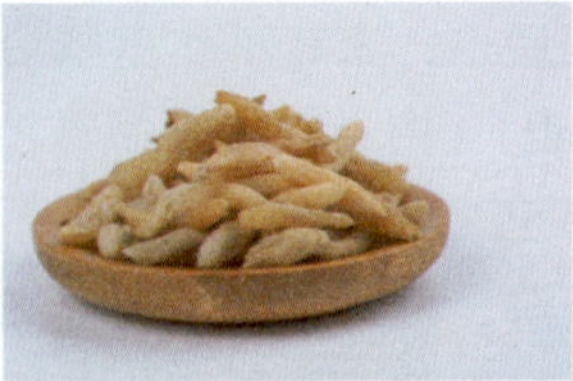

麦冬

麦冬（三钱） 苏叶（二钱） 茯苓（三钱） 玄参（三钱） 甘草（一钱） 黄芩（八分） 天门冬（三钱） 款冬花（五分） 贝母（一钱）

水煎服。此方用麦冬、天门冬以安肺气，用茯苓、甘草以健脾胃之土，用玄参以润肾经之水，用苏叶、款冬花以解散其阴阳之风邪，又加黄芩以清其上焦之火，贝母以消其内膈之痰，斟酌咸宜，调剂皆当，故奏功取胜耳。

此证亦可用宁嗽丹：

苏叶 甘草 天花粉 天冬 款冬花（各一钱） 桔梗 生地（各三钱） 麦冬（五钱）

水煎服。二剂愈。

◆人有风寒已散，而痰气未清，仍然咳嗽气逆，牵引腰腹，俯仰不利，人皆谓必须治痰之为亟矣。然而治痰而痰愈多、嗽愈急、咳愈重者何也？盖治痰之标，而不治痰之本耳。痰之标在于肺，痰之本在于肾，不治肾而治肺，此痰之所以不能去，而咳嗽之所以不能愈也。人生饮食原宜化精而不化痰，惟肾气虚，则胃中饮食所化之津液欲入肾而肾不受，则上泛为痰矣。盖因胃中所化之津液无多，不足以济肺之干枯，而心火转来相夺，则津液不能滋肺，反化为痰涎而外越矣。然则治法，宜大补其肾水，使肾水汪洋，既能制心火之有余，更能济肺金之不足，心火不敢相夺，胃气又复相安，自然津液下润，肾经独受，化精而不化痰矣。方用：

熟地（二两） 麦冬（二两） 甘草（一钱） 柴胡（一钱） 白芍（五钱）

水煎服。此方即**子母两富汤加味**者也。以熟地大滋其肾水，以麦冬大安其肺金，加芍药、柴胡、甘草以舒其肝胆之气，使其不来克脾胃之土，则脾胃之气易于升腾，上使救肺，而下可救肾，且邪亦易散，实有鬼神不测之妙也。

◆ 人有久嗽不愈，用补肾滋阴之药不效，反觉饮食少思，强食之而不化，吐痰不已者，人以为肺经尚有邪留于胃中，而不知乃脾胃虚寒不能生肺，使邪留连于中脘而作嗽也。夫肺金之母，脾胃二经之土也，土旺则金旺，土衰则金衰，不补母以益金，反泻子以捐土，邪即外散，肺且受伤，况尚留余邪未散乎！毋怪其久嗽而不愈也。然则治之之法，不可仅散肺之邪，而当急补肺之气；不可仅补肺之气，而尤当急补脾胃之土矣。然不可徒补脾胃也，盖补胃必须补心包之火，而补脾必须补命门之火。心包生胃土，命门生脾土，实有不同耳。然而胃病则脾必病，而脾病则胃亦病也。吾补胃而即兼补脾，补脾而即兼补胃，未尝非肺金之所喜。肺喜正气之生，自恶邪气之克，不必治嗽而嗽病自已矣。方用**补母止嗽汤**：

白术（五钱） 茯苓（五钱） 人参（一钱） 陈皮（三分） 甘草（一钱） 苏子（一钱） 半夏（一钱） 桔梗（二钱） 麦冬（五钱） 紫苑（一钱） 肉桂（五分）

水煎服。一剂而嗽轻，二剂而嗽更轻，四剂而嗽全止矣。此方乃补脾胃之圣药，加入肉桂以补心包、命门之二火，一味而两得之也。又恐徒治脾胃之母，置肺邪于不问，增入补肺散邪之味，则子母两得，而久嗽安得不速愈哉！

此症用**助金汤**亦佳。

人参（三钱） 甘草 款冬花（各一钱） 白术 百合（各五钱） 茯神（二钱） 肉桂 炮姜 苏叶 百部（各五分） 半夏（三分）

水煎服。四剂愈。

◆人有咳嗽，长年不愈，吐痰色黄，结成顽块，凝滞喉间，肺气不清，用尽气力始得吐出于口者，此乃老痰之病也。年老阳虚之人，最多此症。然用消痰清肺之药往往不验者，盖徒治其痰，而不理其气也。夫痰盛则气闭，气行则痰消。老年之人，孤阳用事，又加气闭而不伸，则阳火煎熬，遂成黄浊之痰，气虚不能推送，故必咳之久而始能出也。方用**六君子汤加减**治之。

人参（五分） 白术（五钱） 茯苓（三钱） 陈皮（五分） 柴胡（五分） 白芍（一两） 白芥子（三钱） 甘草（一钱） 栀子（一钱）

水煎服。二剂而痰变白矣，四剂而痰易出矣，十剂而咳嗽尽除。补阳气之虚，开郁气之滞，消痰结之块，祛久闭之火，有资益而无刻削，则老痰易化，而咳嗽易除也。倘徒用攻痰之药，则阳气必伤，而痰又难化，格格难吐，何日是清快之时乎！

此症用**化老汤**亦佳。

人参（三分） 白术（一钱） 生地（二钱） 款冬花（三分） 白芥子 白芍 地骨皮（各三钱） 柴胡（四分） 甘草（一钱） 麦冬（五钱）

水煎服。四剂轻，十剂愈。

喘门（二则）

◆人有偶感风寒，一时动喘，气急抬肩，吐痰如涌，喉中作水鸡声，此外感非内伤也。倘误认内伤，少用补气之味，则气塞而不能言，痰结而不可息矣。治法宜用解表之味。然而，纯补之药不可用，而清补之药未尝不可施也。方用**平喘仙丹**：

麦冬（五钱） 桔梗（三钱） 甘草（二钱） 半夏（二钱） 黄芩（一钱） 山豆根（一钱） 射干（一钱） 白薇（一钱） 乌药（一钱） 苏叶（八分） 茯苓（三钱）

水煎服。一剂喘平，再剂全愈，不必三剂也。盖外感之喘，乃风寒之邪，从风府而直入于肺，尽祛其痰而涌塞咽喉之间，看其病势似重，然较内伤之喘大轻也。平喘仙丹专消肺邪而不耗肺之正，顺肺气而不助肺之火，故下喉即庆安全也。

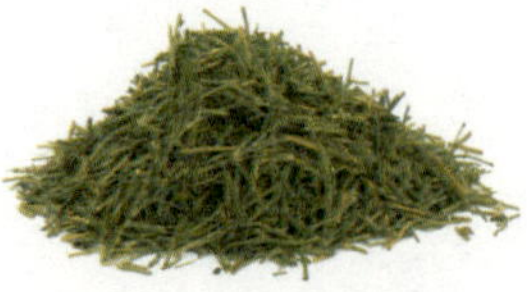
麻黄

此症用**止声汤**甚神。

麻黄（一钱） 天门冬（三钱） 桔梗（三钱） 甘草 茯苓（各二钱） 山豆根（八分） 射

干　陈皮　半夏　青黛（各一钱）

水煎服。一剂愈。

◆人有痰气上冲于咽喉，气塞肺管作喘，而不能取息，其息不粗，而无抬肩之状者，此气虚而非气盛也，乃不足之症。不可作有余之火治之。人身之阴阳，原自相根，而阴阳中之水火，不可须臾离也。惟肾水太虚，而后肾火无制，始越出于肾宫，而关元之气不能挽回，直奔于肺而作喘矣。然而关元之气微，虽力不胜任，以挽回其将绝之元阳，而犹幸其一线之牵连也，则犹可救援于万一耳。方用**定喘神奇丹**：

人参（二两）　牛膝（五钱）　麦冬（二两）　北五味（二钱）　熟地（二两）　山茱萸（四钱）

作汤煎服。一剂而喘少止，二剂而喘更轻，四剂而喘大定。此方人参宜多用，不用至二两则不能下达于气海、关元，以生气于无何有之乡。非用牛膝不能下行，且牛膝能平胃肾之虚火，又能直补其下元之气也。麦冬益肺金，非多用则自顾不暇，何能生汪洋之水，以救燎原之炎耶？人喘则气散，非五味子何以能收敛乎？用熟地以益肾中之水也，肾水大足，自不去泄肺金之气，然非多加则阴不能骤生，而火不可以遽制。又益之以山茱萸，以赞襄熟地之不逮，自能水火既济，而气易还元也。

此症亦可用**参熟桃苏汤**：

人参　熟地（各一两）　破故纸（五分）　茯神　麦冬（各五钱）　胡桃（一个）　生姜　苏子（各一钱）　山萸　巴戟天（各二钱）

水煎服。

怔忡门（二则）

◆人有得怔忡之症者，一遇拂情之事，或听逆耳之言，便觉心气怦怦上冲，有不能自主之势，似烦而非烦，似晕而非晕，人以为心虚之故也。然而心虚由于肝虚，肝虚则肺金必旺，以心弱不能制肺也。肺无火煅炼，则金必制木，肝不能生金，而心气益困。故补心必须补肝，而补肝尤宜制肺。然而肺不可制也，肺乃娇脏，用寒凉以制肺，必致伤损脾胃，肺虽制矣，而脾胃受寒，不能运化水谷，则肝又何所取资，而肾又何能滋益，所以肺不宜制而宜养也。方用**制忡汤**治之。

人参（五钱）　白术（五钱）　白芍（一两）　当归（一两）　生枣仁（一

两） 北五味（一钱） 麦冬（五钱） 贝母（五分） 竹沥（十匙）

水煎调服。一剂而怔忡少定，二剂更安，十剂全愈。此方不全去定心，而反去补肝以平木，则火不易动；补肺以养金，则木更能静矣。木气既静，则肝中生血，自能润心之液，而不助心之焰，怔忡不治而自愈矣。

此症用柏莲汤亦佳。

人参 麦冬 玄参（各五钱） 茯苓 柏子仁 丹皮（各三钱） 丹参（二钱） 半夏 莲子心（各一钱） 生枣仁（三钱）

水煎服。一剂安，十剂愈。

◆ 人有得怔忡之症，日间少轻，至夜则重，欲思一睡熟而不可得者，人以为心虚之极也，谁知是肾气之乏乎？凡人夜卧则心气必下降于肾宫，惟肾水大耗，一如家贫，客至无力相延，客见主人之窘迫，自然不可久留，徘徊岐路，实乃彷徨耳。治法大补其肾中之精，则肾气充足矣。方用心肾两交汤：

熟地（一两） 山茱（八钱） 人参（五钱） 当归（五钱） 炒枣仁（八钱） 白芥子（五钱） 麦冬（五钱） 肉桂（三分） 黄连（三分）

水煎服。一剂即熟睡，二剂而怔忡定，十剂全愈矣。此方补肾之中仍益之补心之剂，似乎无专补之功。殊不知肾水既足，而心气若虚，恐有不相契合之虞。今心肾两有余资，主客分外加欢，相得益彰矣。况益之介绍如黄连、肉桂并投，则两相赞颂和美，有不赋胶漆之好者乎！

此症用交合汤亦效。

人参（五钱） 熟地（二两） 黄莲（三分） 肉桂（五分）

水煎服。一剂即睡，十剂全安。

惊悸门（二则）

◆ 人有闻声而动惊，心中怦怦，半日而后止者，人以为心中有痰也。乃用消痰之药治之不效，久则不必闻声而亦惊，且添悸病，心中常若有来捕者，是惊悸相连而至也。虽俱是心虚之症，而惊与悸实有不同。盖惊之病轻于悸，悸之病重于惊，惊从外来而动心，悸从内生而动心也。若怔忡正悸之渐也，故惊悸宜知轻重，一遇怔忡即宜防惊，一惊即宜防悸。然而惊悸虽分轻重，而虚则一也。方用安定汤：

黄芪（一两） 白术（五钱） 当归（五钱） 生枣仁（五钱） 远志（三

钱） 茯神（五钱） 甘草（一钱） 熟地（一两） 半夏（二钱） 麦冬（五钱） 柏子仁（三钱） 玄参（三钱）

水煎服。一剂而惊悸轻，再剂更轻，十剂全愈。夫神魂不定而惊生，神魂不安而悸起，皆心肝二部之血虚也。血虚则神无所归，魂无所主。今用生血之剂，以大补其心肝，则心肝有血以相养，神魂何至有惊悸哉！倘此等之药，用之骤效，未几而仍然惊悸者，此心肝大虚之故也，改煎药为丸。方用**镇神丹**：

人参（四两） 当归（三两） 白术（五两） 生枣仁（三两） 远志（二两） 生地（三两） 熟地（八两） 白芥子（一两） 茯苓（三两） 柏子仁（一两） 龙骨（一两，醋焠用） 虎睛（一对） 陈皮（三钱） 麦冬（三两）

各为末，蜜为丸。每日白滚水送下，早晚各五钱，一料全愈。此方较前方更奇而有神。方中用龙虎二味实有妙义。龙能定惊，虎能止悸，入之补心补肾之中，使心肾交通，而神魂自定也。

此症用**镇心丹**亦效。

人参 白芍（各一两） 丹砂（一钱） 铁落（一钱） 天花粉（一钱） 山药（五钱） 远志（二钱） 生枣仁（五钱） 茯苓（三钱）

水煎服。十剂全愈。

◆人有先惊而后悸，亦有先悸而后惊，似乎不同，而不知非有异也，不过轻重之殊耳。但惊有出于暂，而不出于常，悸有成于暗，而不成于明者，似乎常暂明暗之不同。然而暂惊轻于常惊，明悸重于暗悸。吾定一方，合惊悸而治之，名为**两静汤**：

人参（一两） 生枣仁（二两） 菖蒲（一钱） 白芥子（三钱） 丹砂（三钱） 巴戟天（一两）

水煎服。连服四剂，惊者不惊，而悸者亦不悸也。此方多用生枣仁以安其心，用人参、巴戟天以通心肾。心肾两交，则心气通于肾，而夜能安；肾气通于心，而日亦安也。心肾交而昼夜安，即可久之道也。

此症用**镇心丹**亦可同治。

虚烦门（二则）

◆人有遇事或多言而烦心生，常若胸中扰攘纷纭而嘈杂，此阴阳偏胜之故，火有余而水不足也。或谓心热则火动而生烦，胆寒则血少而厌烦矣。

不知虚烦实本于心热，胆则未曾寒也。夫胆则最喜热而恶寒，世人云胆寒则怯者，正言胆之不可寒也。胆寒既怯，何敢犯火热之心，可见虚烦是心火之热，非胆木之寒矣。古人用温胆汤以治虚烦，而烦转盛者，正误认胆寒也。治法宜于补心之中，而用清心之味。方名**解烦益心汤**：

人参（二钱） 黄连（一钱） 生枣仁（三钱） 白术（一钱） 茯神（三钱） 当归（三钱） 玄参（五钱） 甘草（三分） 枳壳（五分） 天花粉（二钱）

水煎服。一剂烦止，再剂烦除矣。此方纯是入心之药。清火而加入消痰之药者，有火必有痰也。痰火散而烦自释矣，况又有补心之剂，同群并济哉！

此症用**玄冬汤**亦甚神。

玄参 麦冬（各二两）

水煎服。一剂而心安，二剂全愈。

◆人有年老患虚烦不寐，大便不通，常有一裹热气，自脐下直冲于心，便觉昏乱欲绝，人以为火气之冲心也，谁知是肾水之大亏乎？夫心中之液，实肾内之精也。心火畏肾水之克，乃假克也；心火喜肾水之生，乃真生也。心得肾之交，而心乃生，心失肾之通，而心乃死。虚烦者，正死心之渐也。惟是肾既上通于心，何以脐下之气上冲而心烦？不知肾之交于心者，乃肾水之交，而非肾火之交也。肾水交于心，而成既济之泰；肾火交于心，而成未济之否。故既济而心安，未济而心烦耳。老人孤阳无水，热气上冲，乃肾火冲心也。火之有余，实水之不足，治法大补肾中之水，则水足以制火，火不上冲而烦自止矣。方用**六味地黄汤加品**治之。

熟地（一两） 山茱萸（五钱） 山药（四钱） 茯苓（三钱） 丹皮（五钱） 泽泻（二钱） 白芍（五钱） 麦冬（五钱） 炒枣仁（五钱） 北五味（一钱） 柴胡（五分） 甘菊（三钱）

水煎服。二剂而烦却，四剂而大便通，二十剂不再发。六味丸汤所以滋肾水之涸也。麦冬、五味，滋其化源；白芍、柴胡，以平肝，肝平而相火无党，不至引动包络之火；又得枣仁、甘菊相制，则心气自舒，而复有肾水交通，有润之乐而无燥之苦，岂尚有虚烦之动乎！

此症用**济心丹**亦效。

熟地（二两） 麦冬 玄参 生枣仁（各五钱） 丹皮 地骨皮 柏子仁 菟丝子 巴戟天（各三钱）

水煎服。十剂全愈。

不寐门（二则）

◆人有昼夜不能寐，心甚躁烦，此心肾不交也。盖日不能寐者，乃肾不交于心；夜不能寐者，乃心不交于肾也。今日夜俱不寐，乃心肾两不相交耳。夫心肾之所以不交者，心过于热，而肾过于寒也。心原属火，过于热则火炎于上，而不能下交于肾；肾原属水，过于寒则水沉于下，而不能上交于心矣。然则治法，使心之热者不热，肾之寒者不寒，两相引而自两相合也。方用**上下两济丹**：

人参（五钱） 熟地（一两） 白术（五钱） 山茱萸（三钱） 肉桂（五分） 黄连（五分）

水煎服。一剂即寐。盖黄连凉心，肉桂温肾，二物同用，原能交心肾于顷刻。然无补药以辅之，未免热者有太燥之虞，而寒者有过凉之惧。得熟地、人参、白术、山萸以相益，则交接之时，既无刻削之苦，自有欢愉之庆。然非多用之则势单力薄，不足以投其所好，而餍其所取，恐暂效而不能久效耳。

此症用**芡莲丹**亦佳。

人参 茯苓 玄参 熟地 生地 莲子心 山药 芡实（各三钱） 甘草（一钱）

水煎服。四剂安。

◆人有忧愁之后，终日困倦，至夜而双目不闭，欲求一闭目而不得者，人以为心肾之不交也，谁知是肝气之太燥乎？夫忧愁之人，未有不气郁者也。气郁既久，则肝气不舒；肝气不舒，则肝血必耗；肝血既耗，则木中之血上不能润于心，而下必取汲于肾。然而肝木大耗，非杯水可以灌溉，岂能堪日日之取给乎！于是肾水亦枯，而不能供肝木之涸矣。其后肾止可自救其焦釜，见肝木之来亲，有闭关而拒矣。肝为肾之子，肾母且弃子而罔顾，况心为肾之仇，又乌肯引火而自焚乎？所以坚闭而不纳也。治法必须补肝血之燥，而益肾水之枯，自然水可以养木，而肝可以交心也。方用**润燥交心汤**：

白芍（一两） 当归（一两） 熟地（一两） 玄参（一两） 柴胡（三分） 菖蒲（三分）

水煎服。一剂而肝之燥解，再剂而肝之郁亦解，四剂而双目能闭而熟睡矣。此方用芍

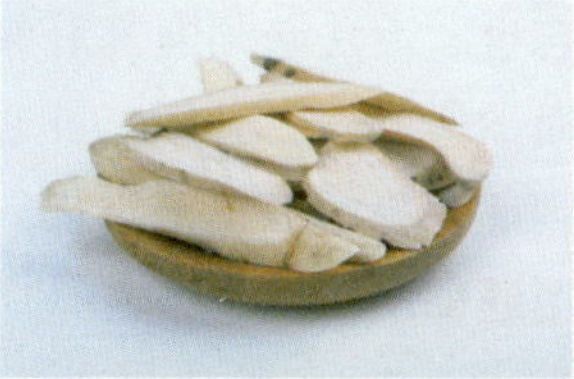

白芍

药、当归以滋其肝，则肝气自平；得熟地以补肾水，则水足以济肝，而肝之血益旺；又得玄参以解其心中之炎，而又是补水之剂；投之柴胡、菖蒲解肝中之郁，引诸药而直入于心宫，则肾肝之气自然不交而交也。

此症用**安睡丹**亦妙。

白芍　生地　当归（各五钱）　甘草（一钱）　熟地（一两）　山茱萸　枸杞（各二钱）　甘菊花（三钱）

水煎服。二剂即闭目矣，十剂全愈。

健忘门（二则）

◆人有壮年而健忘者，必得之伤寒大病之后，或酒色过度之人。此等之病，视若寻常，而本实先匮，最为可畏。世人往往轻之而不以为重，久则他病生焉，变迁异症而死者多矣。予实悯之，故又论及此。此种健忘，乃五脏俱伤之病，不止心肾二经之伤也。若徒治心肾，恐胃气甚弱，则虚不受补，甚为可虑。必须加意强胃，使胃强不弱，始能分布精液于心肾耳。方用**生气汤**：

人参（二钱）　白术（一钱）　茯苓（三钱）　远志（八分）　炒枣仁（二钱）　熟地（五钱）　山茱萸（二钱）　甘草（三分）　神曲（三分）　半夏（三分）　麦冬（一钱）　肉桂（三分）　菖蒲（三分）　芡实（三钱）　广木香（一分）

水煎服。四剂而胃口开，十剂而善忘少矣，连服三十剂全愈。此方药味多而分两轻者，以病乃久虚之症，大剂恐有阻滞之忧，味少恐无调剂之益，所以图攻于缓，而奏效于远也。扶助胃气而仍加意于补心肾二经，则五脏未尝不同补也。有益无损，殆此方之谓欤。

此症亦可用**强记汤**加人参三钱治之。

◆人有气郁不舒，忽忽如有所失，目前之事竟不记忆，一如老人之善忘。此乃肝气之滞，非心肾之虚耗也。夫肝气最急，郁则不能急矣，于是肾气来滋，至肝则止；心气来降，至肝则回，以致心肾两相间隔，致有遗忘也。治法必须通其肝气之滞，而后心肾相通，何至有目前之失记乎？然而欲通肝气，必须仍补心肾，要在于补心、补肾之中，而解其肝气之郁，则郁犹易解，不至重郁。否则已结之郁虽开，而未结之郁必至重结矣。方用**通郁汤**：

白芍（一两）　茯神（三钱）　人参（二钱）　熟地（三钱）　玄参（三钱）　麦

冬（三钱） 当归（五钱） 柴胡（一钱） 菖蒲（五分） 白芥子（二钱） 白术（五钱）

水煎服。一剂而郁少解，二剂而郁更解，四剂而郁尽解。此方善于开郁，而又无刻削干燥之失，直解其肝中之沉滞，使肝血大旺，既不取给于肾水，复能添助夫心火，心肝肾一气贯通，宁尚有遗忘失记之病哉！

此症可用**存注丹**：

白芍 白术 生地（各三钱） 麦冬 柏子仁（各五钱） 甘草 菖蒲（各一钱） 柴胡 天花粉（各二钱） 青皮（三分）

水煎服。四剂愈。

癫痫门（三则）

◆人有素常发癫，久而不效，口中喃喃不已，时时忽忽不知，时而叫骂，时而歌唱，吐痰如蜒蚰之涎，人皆谓痰病也。然以消痰化涎之药与之，多不效。盖此症乃胃中少有微热而气又甚衰，故症有似于狂而非狂，有似于痫而非痫也。治法宜补胃气，而微用清火之药，可以奏功。然而胃土之衰，由于心火之弱，胃火之盛，由于心火之微，未可徒补胃土而清胃火也。方用**助心平胃汤**：

人参（五钱） 茯神（一两） 贝母（三钱） 神曲（一钱） 肉桂（三分） 甘草（一钱） 甘菊（三钱） 菖蒲（一钱） 生枣仁（五钱）

水煎服。一剂而癫止半，再剂而癫尽除也。此方补胃气以生心气，助心火而平胃火。故心既无伤，而胃又有益，不必治癫而癫自止矣。

此症用**天半神丹**亦神效。

巴戟天（三两） 半夏（三钱）

水煎服。一剂即止癫，十剂不再发。

◆人有壮年之人，痰气太盛，一时跌仆，口作牛马之鸣者，世人所谓牛马之癫也。其实乃虚寒之症，痰入心包也。夫心属火，而心包亦属火也。心喜寒，而心包喜温，所以寒气一入包络，即拂其性矣，况又有痰气之侵乎？夫人身之痰，五脏六腑无不相入，安在犯包络之即至于迷心乎？包络为心君之相，凡有痰侵心，包络先受之，包络卫心，惟恐痰之相犯，故痰气一入，即呼诸脏腑来相救援。作牛马之声者，所谓痛不择声也。治法急救其心，不若急救其包络。方用**济难汤**：

白术（五钱） 人参（五钱） 茯神（三钱） 菖蒲（五分） 远志（一钱） 柏

子仁（三钱） 半夏（三钱） 天花粉（一钱） 南星（一钱） 附子（一钱） 神曲（一钱）

水煎服。一剂而癫止，再剂全愈，连服八剂，此症永绝不再发。方中虽是救包络之药，其实仍是救心之味也。心安而包络更安，况附子、南星俱是斩关夺门之将，指挥如意，而外邪近贼扫荡无遗，可庆敉宁之福也。

此症用菖姜汤亦神效。

人参（五钱） 肉桂（二钱） 半夏（三钱） 白术（一两） 茯神（五钱） 菖蒲（一钱） 良姜（五分）

水煎服。十剂愈。

◆ 小儿易于发癫痫者，虽因饮食失宜，亦由母腹之中先受惊恐之气也。故一遇可惊之事，便跌仆吐涎，口作猪羊之声，世医谓是猪羊之癫。用祛痰搜风之药而益甚，绝不悟其先天之亏损，而大补其命门、膻中之火，所以愈不能见效也。治法宜补其脾胃之土，而更补命门之火以生脾；复补膻中之火以生胃，不必治痰而痰自消化矣（癫痫成于多痰，而痰多成于胃寒与脾寒也，温二经自然奏功）。方用四君子汤加减：

人参（一钱） 茯苓（三钱） 白术（二钱） 甘草（一分） 附子（一片） 半夏（八分） 白薇（三分）

水煎服。一剂即止惊，而癫亦即愈。四君子汤原是补脾胃之圣药，脾胃健而惊风自收，原不必用镇定之药以止之也。况加附子无经不达，而更能直补命门膻中之火，以生脾胃二经之土，则土更易旺，而痰更易消，益之半夏以逐其败浊，白薇以收其神魂，安得而癫哉！

此症用温养汤亦妙。

人参（二钱） 白术（三钱） 肉桂（五分） 半夏（八分） 干姜（五分）

水煎服。一剂止，四剂全愈。

狂病门（二则）

◆ 人有热极发狂，登高而呼，弃衣而走，气喘发汗如雨，此阳明胃经之火也。夫阳明之火何以能使人登高而呼乎？盖火性炎上，内火炽胜，则身自飞扬矣。热郁于胸，得呼则气泄矣。衣，所以蔽体者也，内热既盛，衣之覆体，不啻如焚，弃之则快，又何顾焉？火刑肺金，自然大喘，喘极而肺金受伤，不能自卫夫皮毛，腠理开泄，阴不摄阳，逼其汁而外出，有不可止遏之势，汗既尽出，心无所养，神将飞越，安得而不发狂乎？方用**加味白虎汤**救之。

人参（二两） 石膏（三两） 知母（五钱） 茯苓（五钱） 麦冬（三两） 甘草（一钱） 半夏（三钱） 竹叶（二百片） 糯米（一撮）

水煎服。一剂而狂定，再剂而热止矣，不可用三剂也。此症非用白虎汤以急救胃火，则肾水立时熬干，身成黑炭矣。然而火势燎原，非杯水可救，必得滂沱大雨，则满山遍野之焰始能尽行扑灭也。

此症用**坎水汤**亦效。

石膏（一两） 玄参（二两） 甘草（一钱） 天花粉（三钱） 炒栀子（三钱） 车前子（二钱）

水煎服。一剂狂定，再剂全愈。

◆ 人有火起发狂，腹满不得卧，面赤心热，妄见妄言，如见鬼状，此亦阳明胃火之盛也。然胃火是阳症，而妄见妄言如见鬼状，又是阴症，何也？阳明之火盛，由于心包之火盛也。阳明属阳，而心包属阴，心包与阳明之火，一齐并动，故腹满而不得卧。倘仅有胃火之动，而心包之火不动，虽口渴腹满，而尚可卧也。唯心包助胃火而齐动，遂至心神外越，而阴气乘之，若有所见，因而妄有所言，如见鬼而实非真有鬼也。治法仍宜泻胃之火，而不必泻心包之火。盖胃为心包之子，心包为胃之母也。母盛而子始旺，然子衰而母亦弱耳，泻胃火非即泻心包之火乎？方用**泻子汤**：

玄参（三两） 甘菊花（一两） 知母（三钱） 天花粉（三钱）

水煎服。一剂而胃火平，二剂而心包火亦平矣。二火既平，而狂病自愈。

论理此症可用白虎汤，予嫌白虎汤过于峻削，故改用泻子汤。以此症心包属阴，用白虎汤以泻阳，毕竟有伤阴气，不若泻子汤，既泻其阳，而又无损其阴之为愈也。或曰：母盛而子始旺，泻心包之火可也，何以泻胃子之火耶？不知五脏六腑之火最烈者，胃火也，胃火一炽，将肾水立时烁干，故必须先救胃火，胃火息而心包之火亦息矣。倘先泻心包之火，而寒凉之药不能先入心包，必由胃而后入，假道灭虢，不反动胃火之怒乎！不若直泻胃火，既能制阳，又能制阴，两有所得也。

此症用**二石汤**亦神。

人参（五钱） 石膏（五钱） 寒水石（二钱） 茯苓（三钱） 半夏（二钱） 丹皮（五钱）

水煎服。一剂狂定，二剂全愈。

呆病门（二则）

◆ 人有终日不言不语，不饮不食，忽笑忽歌，忽愁忽哭，与之美馔则不受，与之粪秽则无辞，与之衣不服，与之草木之叶则反喜，人以为此呆病，不必治也。然而呆病之成，必有其因，大约其始也，起于肝气之郁；其终也，由于胃气之衰。肝郁则木克土，而痰不能化，胃衰则土制水，而痰不能消，于是痰积于胸中，盘据于心外，使神明不清，而成呆病矣。治法开郁逐痰，健胃通气，则心地光明，呆景尽散也。方用**洗心汤**：

人参（一两） 茯神（一两） 半夏（五钱） 陈皮（三钱） 神曲（三钱） 甘草（一钱） 附子（一钱） 菖蒲（一钱） 生枣仁（一两）

水煎半碗灌之，必熟睡。听其自醒，切不可惊醒，反至难愈也。此等病似乎有祟凭之，然而实无祟也，即或有祟不可治邪，补正而邪自退。盖邪气之实，亦因正气之虚而入之也。此方补其正气，而绝不去祛邪，故能一剂而奏效，再剂而全愈。或谓此病既是正虚无邪，何以方中用半夏、陈皮如是之多乎？不知正虚必然生痰，不祛痰则正气难补，补正气而因之祛邪，是消痰仍是补正也。虽然痰消而正气旺，是痰即邪也。补正而佐以攻痰，引祛痰之药直入于心宫，以扫荡其邪，邪见正气之旺，安得不消灭于无踪哉！或又谓呆病既成于郁，不解郁而单补正以攻痰，何以能奏功如此？不知呆病之来，其始虽成于郁，然郁之既久而成呆，其从前之郁气，久则尽亡之矣。故但补胃气以生心气，不必又始肝气以舒郁气也。

此症用**还神至圣汤**亦神。

人参（一两） 白术（二两） 茯神 生枣仁（各五钱） 广木香 天南星 荆芥（各三钱） 甘草 良姜附子 枳壳（各一钱） 菖蒲（五分）

水煎灌之，听其自卧，醒来前症如失。

◆ 人有呆病终日闭户独居，口中喃喃，多不可解，将自己衣服用针线密缝，与之饮食，时用时不用，尝数日不食，而不呼饥，见炭最喜食之，谓是必死之症，尚有可生之机也。夫呆病而至于喜粪，尚为可救。岂呆病食炭，反忍弃之乎？盖喜粪乃胃气之衰，而食炭乃肝气之燥，凡饮食之类，必入于胃，而后化为糟粕，是粪乃糟粕之余也。糟粕宜为胃之所不喜，何以呆病而转喜之乎？不知胃病则气降而不升，于是不喜升而反喜降，糟粕正胃中所降之物也。见粪而喜者，喜其同类之物也。然而呆病见粪则喜，未尝见粪则食也。若至于食粪，则不可治矣，以其胃气太降于至极耳。夫炭乃木之烬也，呆病成于郁，郁病必伤肝木，肝木火焚以伤心，则木为心火所克，肝中之血尽燥，而木为焦枯之木矣。见炭而喜食者，喜其同类而食之，思救其肝木之燥耳。然而可生之机，全在食炭。夫炭本无滋味，今食之而如饴，是胃气之未绝也。治其胃气，而祛其痰涎，则呆病可愈也。方用**转呆丹**：

人参（一两） 白芍（三钱） 当归（一两） 半夏（一两） 柴胡（八钱） 生枣仁（一两） 附子（一钱） 菖蒲（一两） 神曲（五钱） 茯神（一两） 天花粉（三钱） 柏子仁（五钱）

水十碗，煎一碗，使强有力者，抱住其身，另用二人执拿其两手，以一人托住其下颔，一人将羊角去尖，插其口灌之。倘不肯服，不妨以杖击之，使动怒气，而后灌之，服后必然骂詈，少顷必倦而卧，听其自醒，切不可惊动，自醒则全愈，否则止可半愈也。此方大补其心肝之气血，加之祛痰开窍之药，则肝中枯竭得滋润而自苏，心内寡弱，得补助而自旺，于是心气既清，肝气能运，力能祛逐痰涎，随十二经络而尽通之，何呆病而不可愈哉！倘或惊之使醒，则气血不得尽通，而经络不得尽转，所以止可半愈也。然能再服此汤，亦未有不全愈者矣。

此症用**苏心汤**亦神效。

白芍 当归（各三两） 人参 茯苓（各一两） 半夏 炒栀子 柴胡（各三钱） 附子（三分） 生枣仁（五钱） 吴茱萸 黄连（各五分）

水十碗，煎一碗。灌之，听其自醒，醒来病如失。

呃逆门（二则）

◆ 人有忽然呃逆不止，为是寒气相感，谁知是气逆而寒入之也。然气之所以不顺，乃气之不足也。盖丹田之气足，则气守于下焦而气顺，丹田之气不足，则气奔于上焦而气逆矣。呃逆虽是小症，然治之不得法，往往有变成危症，而不可救，正徒散其寒而不补其气也。治法宜大补其丹田之气，而少佐之以祛寒之药。则气旺而可以接续，寒祛而足以升提，故不必止呃逆而呃逆遂自止也。方用**定呃汤**：

人参（三钱） 白术（五钱） 丁香（五分） 陈皮（五分） 茯苓（五钱） 沉香末（一钱） 牛膝（一钱）

水煎服。一剂而呃逆止矣。参、苓、白术纯是补气回阳之药，丁香祛寒，沉香、牛膝降入丹田以止其逆，逆气既回，而呃声自定。孰谓补气之药，非即转气之汤哉！

此症用**加味六君子汤**亦妙。

人参　半夏　苏叶（各一钱）　白术　茯苓（各三钱）　陈皮（五分）　甘草（三分）　丁香（二分）

水煎服。一剂即止呃，二剂全愈。

◆人有痰气不清，一时作呃逆之声者，人以为火逆作祟也。夫火逆之痰，口必作渴，今不渴而呃逆，仍是痰气之故，而非火邪之祟也。夫痰在胃口，而呃逆在丹田，何以能致此耶？盖丹田之气欲升，而痰结胸中以阻之。此种呃逆较虚呃者甚轻，治法消其痰气，而呃逆自除，方用**二陈汤加减**治之。

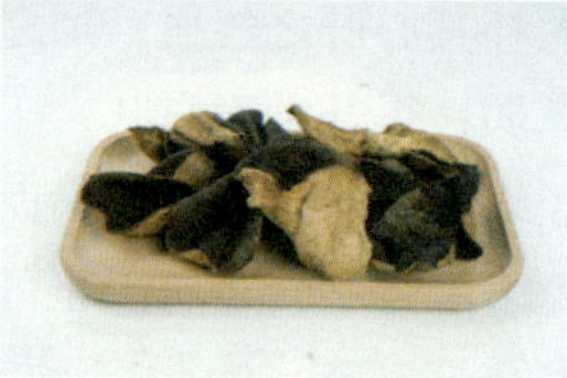

陈皮

人参（五分）　陈皮（五分）　半夏（一钱）　甘草（三分）　厚朴（一钱）　茯苓（三钱）

水煎服。一剂即愈。二陈汤为治痰之妙剂，加入人参、厚朴于补气之中而行降气之药，自能祛痰于上焦，达气于下焦也。

此症亦可用**加味六君子汤**治之。

卷之五

关格门（二则）

◆人有病关格者，食至胃而吐，欲大小便而不能出，眼睛红赤，目珠暴露，两胁胀满，气逆拂抑，求一通气而不可得，世以为胃气之太盛，而不知乃肝气之过郁耳。夫关格之症，宜分上下，一上格而不得下，一下关而不得出也。今上既不得入，而下又不得出，是真正关格，死生危急之症也。治之原有吐法，上吐则下气可通。今不必用吐药而先已自吐，是用吐药无益矣。若用下导之法，则上既无饮食下胃，而大肠空虚，即用导药，止可出大肠之糟粕硬屎，而不能通小肠膀胱之气，是导之亦无益也。必须仍用煎药和解为宜，但不可遽然多服，须渐渐饮之，初不受而后自受矣。方用开门散：

白芍（五钱） 白术（五钱） 茯苓（三钱） 陈皮（一钱） 当归（五钱） 柴胡（三钱） 苏叶（一钱） 牛膝（三钱） 车前子（三钱） 炒栀子（三钱） 天花粉（三钱）

水煎一碗，缓缓呷之，一剂而受矣。一受而上关开，再剂而下格亦通。此方直走肝经以解郁，郁解而关格自痊，所谓扼要争奇也。倘用香燥之药，以耗胃气，适足以坚其关门而动其格据矣。

此症用通关散亦效。

白芍（五钱） 茯苓（三钱） 甘草 枳壳 神曲（各三分） 白豆蔻（一枚） 川芎（二钱） 生姜汁（半合） 柴胡（一钱）

水煎服。一剂即开，二剂愈。愈后须用补肾之剂。

◆ 人有无故而忽然上不能食、下不能出者，胸中胀急，烦闷不安，大小便窘迫之极，人以为关格之症也，谁知是少阳之气不通乎？夫少阳胆也，胆属木，木气最喜舒泄，因寒气所袭，则木不能条达，而气乃闭矣。于是上克胃而下克脾，脾胃畏木之刑，不敢去生肺气，而并生大肠之气矣。肺金因脾胃之气不生，失其清肃之令，而膀胱、小肠无所凛遵，故一齐气闭矣。此症原可用吐法，一吐而少阳之气升腾可愈。其次则用和解之法，和其半表半里之间，而胆木之郁结自通。二法相较，和胜于吐，吐必伤五脏之气，而和则无损五脏之气也。方用和解汤：

柴胡（一钱） 白芍（三钱） 甘草（一钱） 枳壳（五分） 薄荷（一钱） 茯神（三钱） 丹皮（二钱） 当归（三钱）

水煎服。缓缓服之，三剂则可以开关矣。上关一开，而下格自愈。此方乃逍遥散之变方也。逍遥散有白术、陈皮，未尝不可开关。余改用薄荷、枳壳、丹皮者，直入肝经之药，取其尤易于开郁也。此方全不开关，而关自开者，正以其善于解郁也。

此症用宽缓汤亦妙。

柴胡 茯苓（各二钱） 当归（三钱） 白芍（五钱） 甘草 苏叶 黄芩（各一钱） 竹叶（三十片）

水煎服。二剂愈。

中满门（二则）

◆人有饮食之后，胸中倒饱，人以为多食而不能消，用香砂枳实等丸消导之，似觉少快，已而又饱，又用前药，久久不已，遂成中满之症。腹渐高硕，脐渐突出，肢体渐浮胀，又以为臌胀，用牵牛、甘遂之药，以逐其水。内原无水湿之邪，水未见出，而正气益虚，胀满更急，又疑前药不胜，复加大黄、巴豆之类下之。仍然未愈，又疑为风邪固结于经络，用龙胆、茵陈、防风、荆芥之类，纷然杂投，不至于死不已。犹然开鬼门、泄净府，持论纷纭，各执己见，皆操刀下石之徒也。谁知中满之症，实由于脾土之衰，而脾气之衰，又由于肾火之寒也。倘用温补之药，早健其脾气，何至如此之极哉！方用**温土汤**：

人参（一钱） 白术（三钱） 茯苓（三钱） 萝卜子（一钱） 薏仁（三钱） 芡实（五钱） 山药（五钱） 肉桂（三分） 谷芽（三钱）

水煎服。一剂而觉少饱，二剂而觉少宽矣，数剂之后，中满自除。此方但去补脾，绝不消导以耗其气。盖中满之病，未有不因气虚而成者。不补脾胃之气，则胀从何消？况方中加入萝卜子最妙，助参、术以消胀，不辅参、术以添邪；又有茯苓、薏仁、芡实、山药之类，益阴以利水，水流而正气不耗，自然下泽疏通，而上游无阻滞之虞矣。第恐水寒冰冻，则溪涧断流，又益以肉桂，于水中生火，则土气温和，雪消冰泮，尤无壅塞之苦也。奈何惟事于消导，遂成不可救药之病哉！

此症用**术苓加桂汤**：

白术（一两） 茯苓（五钱） 肉桂（一钱）

水煎服。

◆人有未见饮食则思，既见饮食则厌，乃勉强进用，饱塞于上脘之间，微微胀闷，此不止胃气之虚。而心包之火正衰也。心包为胃土之母，母气既衰，何能生子，心包之火不足，又何能生胃哉！故欲胃之能食。必须补胃土，而兼补心包之火也。方用**生胃进食汤**：

人参（三钱） 白术（三钱） 炒枣仁（五钱） 远志（八分） 山药（三钱） 茯苓（三钱） 神曲（五分） 良姜（五分） 萝卜子（一钱） 枳壳（五分） 干姜（炒黑，一钱）

水煎服。此方治胃，无非治心包也。心包与胃，原是子母，何必分治之乎？不治中满而中满自除，此补火之胜于补土也。

此症用**调饥散**亦妙。

人参（五分） 山药（一两） 白芍（三钱） 甘草（五分） 肉桂（一钱） 菖蒲（五分） 肉豆蔻（一枚） 炒枣仁（三钱）

水煎服。十剂愈。

翻胃门（二则）

◆人有饮食入胃而即吐者，此肝木克胃土也，用逍遥散加吴茱萸炒黄连治之，随手而愈。而无如人以为胃病也，杂用香砂消导之剂，反伤胃气，愈增其吐；又改用下药不应，复改用寒凉之味，以降其火，不独胃伤而脾亦伤矣；又改用辛热之药，以救其寒，又不应，始悟用和解之法，解郁散邪，然已成噎膈之症矣。夫胃为肾之关门，肾中有水，足以给胃中之用，则咽喉之间，无非津液可以推送水谷；肾水不足，力不能润灌于胃中，又何能分济于咽喉乎？咽喉成为陆地，水干河涸，舟胶不前，势所必至。且肾水不足，不能下注于大肠，则大肠无津以相养，久必瘦小而至艰涩；肠既细小艰涩，饮食入胃，何能推送？下既不行，必积而上泛，不特上不能容而吐，抑亦下不能受而吐也。治法必须大补其肾中之水。方用**济艰催汤**：

熟地（二两） 山茱（一两） 当归（二两） 牛膝（三钱） 玄参（一两） 车前子（一钱）

水煎服。一日一剂，十剂必大顺也。此方纯补精血，水足而胃中有津，大肠有液，自然上下相通而无阻滞之患。譬如河漕水浅，舟楫不通，粮糈不能输运，军民莫不彷徨而喧哗扰嚷。忽见大雨滂沱，河渠、沟壑无非汪洋大水，则大舸巨舶，得以装载糗粮，自然人情踊跃，关门大开，听其转运，而无所留难也。

此症用**制肝散**亦效甚。

白芍（一两） 吴茱萸（五分） 黄连（一钱） 茯苓（五钱）

水煎服。二剂即愈，何至变成噎膈哉！

◆人有朝食暮吐，或暮食朝吐，或食之一日至三日而尽情吐出者，虽同是肾虚之病，然而有不同者：

一食入而即吐，一食久而始吐也。食入而即吐者，是肾中之无水；食久而始吐者，乃肾中之无火也。盖脾胃之土，必得命门之火以相生，而后土中有温热之气，始能发生以消化饮食。倘土冷水寒，结成冰冻，则下流壅积，必返而上越矣。治法宜急补肾中之火，然而单补其火，则又不可。肾火非肾水不生，肾火离水则火又亢炎矣。况上无饮食之相济，则所存肾水亦正无多，补火而不兼补其水，焚烧竭泽，必成焦枯之患，济之以水，毋论火得水而益生，而水亦得火而更生。水火既济，自然上下流通，何至有翻胃之疾哉！方用两生汤：

肉桂（二钱） 附子（一钱） 熟地（二两） 山茱萸（一两）

水煎服。一剂而吐减半，再剂而吐更减，连服四剂则吐止矣，服十剂而全愈也。此方水火两旺。脾胃得火气而无寒凉之虞，得水气而无干涩之苦，自然上可润肺而不阻于咽喉，下可温脐而不结于肠腹矣。或谓下寒者多腹痛反胃，既是肾寒，正下寒之谓也，宜小腹作痛矣，何以食久而吐之病，绝不见腹痛，岂肾寒非欤？不知寒气结于下焦，则腹必疼痛，今反胃之病，日日上吐，则寒气尽从口而趋出矣，又何寒结之有？

此症用加味化肾汤亦神效。

熟地（二两） 山茱萸（一两） 肉桂（三钱） 巴戟天（五钱）

水煎服。二剂吐轻，十剂全愈。

臌胀门（二则）

◆ 人有两足跗上先肿，渐渐肿胀至腹，按胀上如泥之可搏，小便不利，大便反结，此由土气之郁，非水肿也。人生脾胃之气健旺，则土能克水，而水自灌注于经络，两不相碍也。惟脾胃气虚，则土不能转输水精于上，而胃中之水积而不流，于是浸淫于表里、皮毛而无所不到也。然而脾胃气虚，非脾胃之故也。由于肾气之虚，则土无升腾之气，而土乃郁而不伸，力不能制水，使水来相侮，而脾胃之气愈虚也。夫肾司开阖，肾气从阳则开，肾气从阴则阖；阳太盛则水道大开，阴太盛则水道常闭；阳为肾中之火，而阴为肾中之寒也。肾寒则脾胃亦寒，水畏热而不畏寒，此寒土之所以难制水也。然则治水肿之法，乌可舍补肾之火，而他求蓄水之土哉！虽然水势滔天，补火以生土，迂缓而难以决排；放水以全土，利便而易于蓄泄。故补肾中之火，可治久病之水臌；泄脾胃中之水，实益初病之水胀也。下体胀而上身未胀，正初起之病，宜急泄其水之为得。方用泄水至神汤：

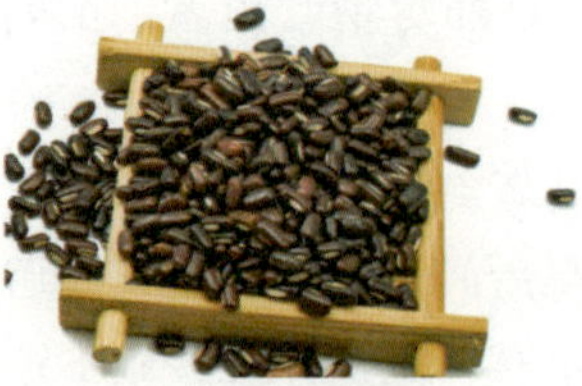

小赤豆

大麦须（二两） 茯苓（一两） 白术（二

两） 小赤豆（三钱）

水煎服。一剂而腹必雷鸣，泻水如注，再剂而水尽泄无遗，不必三剂也。

论理，牵牛、甘遂之方未尝不可用，但虑世人天禀日薄，而脾、胃、肾三经多虚，恐不胜药力之过迅，故改立此方，于补中泻水，正气无伤而邪水尽出之为妙。方中白术、茯苓健脾胃之土，又能通脾胃之气。则土之郁可解，土郁既解，力足以制水矣。况大麦须能消无形之水，赤小豆能泄有形之湿，合而相济，自能化水，直出于膀胱，由尾闾之间尽泻而出也。

此症用**冬瓜汤**亦甚效。

冬瓜（一个） 煎水十碗

另用白术（三两） 车前子（五钱） 肉桂（二钱）

将冬瓜水煎汤二碗。先用一碗，少顷又用一碗。其水从大便而出，一剂而胀肿全消。

◆人有水肿既久，遍身手足俱胀，面目亦浮，口不渴而皮毛出水，手按其肤如泥，此真水臌也，乃土气郁塞之甚故耳。夫土本克水，何为反致水侮？盖土虚则崩，土崩则淤泥带水而流缓，于是日积月累，下焦阻滞，而水乃上泛。脾胃之中原能藏水，然水过于多，则脾胃不能受，乃散布于经络皮肤矣。迨至经络皮肤不能受，势不得不流渗于皮肤之外，泛滥于一身。不用下夺之法，何以泻滔天之水哉。方用**决水汤**：

车前子（一两） 茯苓（二两） 王不留行（五钱） 肉桂（三分） 赤小豆（三钱）

水煎服。一剂而小便如注不绝，二剂而肿胀尽消矣。

此症亦可用**冬瓜汤**更加刘寄奴一两、茯苓一两，服之亦水泻而愈。

厥症门（二则）

◆人有日间忽然发热，一时厥去，手足冰凉，语言惶惑，痰迷心窍，头晕眼昏，此阳厥也。乃阴血不归于阳气之中，而内热如焚，外反现假寒之象，故手足冷也。此等之症，伤寒中最多。但伤寒之厥乃传经之病，必热至五六日而发厥，非一日身热而即发厥者也，故不可用伤寒之法以治此等之厥。然而虽不同于伤寒，而内热之深，正未尝少异。夫厥乃逆也，逆肝气而发为厥；厥乃火也，逆火气而发为热。热深而厥亦深，热轻而厥亦轻，故不必治厥也，治热而已矣。惟是厥发于日，阳离乎阴也。无阴则阳无所制，离阴则阳无所根据，阳在里而阴在表，自然热居中而寒现外矣。治法泻其在内之火，则内热自除而外寒自散。然而，火之有余仍是水之不足，泻火之中而佐之补水之味，则阳得阴而有和合之欢，断不至阴离阳而有厥逆之戾也。方用**安厥汤**：

人参（三钱） 玄参（一两） 茯苓（三钱） 白薇（一钱） 麦冬（五钱） 生地（五钱） 天花粉（三钱） 炒栀子（三钱） 白芍（一两） 柴胡（五分） 甘草（一钱）

水煎服。一剂而厥定，再剂而身凉矣。凡日间发厥之症，俱可治之，无不神效。此方和合阴阳，实有调剂之妙。助阳气而不助其火，生阴气而不生其寒，祛邪而不损其正，解郁而自化其痰，所以定厥甚神，返逆最速也。

此症用**黄连定厥汤**亦效。

黄连（二钱） 当归（五钱） 麦冬（五钱） 玄参（一两） 贝母（三钱） 菖蒲（五分）

水煎服。一剂即回，二剂愈。

◆ 人有夜间发热，一时厥逆昏晕，如死人状，惟手足温和，喉中痰响，不能出声，此阴厥也。乃阳气虚而不能入于阴血之中，以致鬼神凭之，往往厥逆也。直中阴寒之症，多有一时发厥者，但彼乃阴寒而猝中，此乃阴热而暴亡，各有不同。阴寒之厥，手足筋脉多青，灌之水必吐；阴热之厥，手足筋脉多红，饮之水必不吐。阴寒之厥，身必不热，阴热之厥，身必不凉。以此辨之，不差毫发。故阴寒之厥，舍参、附无夺命之丹；阴热之厥，饮参、附即丧身之鸩。治阴热之厥，法宜补阴以助阳，使真阴足而邪阴自散，阳气旺而虚火自消。庶痰涎化，昏晕除，厥逆定矣。方用**补阴助阳汤**：

玄参（一两） 麦冬（一两） 熟地（一两） 人参（二钱） 白芥子（五钱） 柴胡（一钱） 白芍（一两） 当归（一两） 白术（一两） 茯苓（五钱） 菖蒲（一钱）

水煎服。一剂而昏迷苏，再剂而痰涎化，三剂而厥逆回，则可生也，否则不可救矣。此方补阴之药多于补阳。阴水足而阴火可散，阴火散而阳气可回，阴阳合而昏迷宜苏矣。倘服之而不效，是阴阳早已相脱，不能再续也，非前药之故耳。或曰阳气虚而离阴，是宜单补阳以入阴，今补阴以合阳，恐非治法。不知阳气虚而不能入于阴血之中者，以阴血之大燥，火盛而虚阳不敢入于阴耳，非阴血过多之谓也。苟补阳过胜，则阳旺而阴益消亡，此所以必须补阴以合阳，而万不可补阳以胜阴也。况方中未尝无补阳之药，补阴居其七，补阳居其三，阴阳始无偏胜，而厥逆可援也。

此症用解晕神丹亦效。

人参　半夏（各二钱）　茯苓（五钱）　南星（一钱）　天麻　乌药　陈皮　菖蒲（各五分）　当归（三钱）　柴胡（一钱）

水煎服。

春温门（五则）

◆春月伤风，头痛鼻塞，身亦发热，是伤风而欲入于太阳，非太阳之伤寒也。夫春伤于风，由皮毛而入肺也。风入于肺而不散，则鼻为之不利。肺金之气不扬，自失其清肃之令，必移其邪而入于太阳膀胱。惟恐邪入，乃坚闭其口，而水道失行，于是水不下通而火乃炎上，头自痛矣，与传经太阳之伤寒绝不相同。散肺金之风，杜其趋入膀胱之路，而身热自退也。方用舒肺汤：

桔梗（三钱）　甘草（一钱）　苏叶（五分）　天花粉（一钱）　茯苓（三钱）　桂枝（三分）

水煎服。一剂而身热解，二剂而头痛鼻塞尽愈。此方专入肺金以散其风邪。有风则必生痰，有痰则必有火。天花粉消痰而又善解火，一味而两用之也；桂枝、茯苓开膀胱之口，引邪直走膀胱而下泄，因肺欲移邪而移之，其势甚便，随其机而顺用之也。

此症用加味甘桔汤亦佳。

桔梗　川芎　天花粉　麦冬（各三钱）　甘草　黄芩（各一钱）

水煎服。二剂愈。

◆春月伤风，身热咳嗽，吐痰恶热，口渴，是伤风而阳明之火来刑肺金，非伤寒传经入于阳明也。夫阳明胃土本生肺金，何以生肺者转来刑肺乎？盖肺乃娇脏，风入肺经必变为寒，胃为肺金之母，见肺子之寒，必以热济之。夫胃本无热也，心火为胃之母，知胃欲生金，乃出其火以相助。然而助胃土之有余，必至克肺金之不足，是借其兵以讨贼，反致客兵残民，故胃热而肺亦热，而咳嗽口渴之症生矣。治法泻心火以安胃土，自然肺气得养，而风邪自散。方用**平邪汤**：

黄连（三分） 甘草（一钱） 苏梗（一钱） 紫菀（一钱） 葛根（一钱） 石膏（三钱） 麦冬（五钱） 贝母（三钱） 茯神（三钱）

水煎服。一剂轻，二剂又轻，三剂身凉矣，不必四剂也。此方泻心火者十之三，泻胃火者十之六。盖心火之旺克肺者轻，胃火之旺刑金者重。轻泻药心中之火，则心不助胃以刑金；重泻胃中之火，则胃不刑金以伤肺，肺气既回，肺邪又安留哉！

此症用**清胃散**亦效。

石膏 半夏（各二钱） 茯苓（三钱） 桂枝（三分） 麦冬（三钱） 陈皮 葛根（各一钱）

水煎服。一剂愈。

◆ 春月伤风，发寒发热，口苦，两胁胀满，或吞酸吐酸，是少阳之春温也。何以冬月谓之伤寒，而春月即谓之春温耶？不知冬月之风寒，春月之风温。寒则伤深，温则伤浅。伤深者邪至少阳而有入里之惧，伤浅者邪入少阳而即有出表之喜，故同伤少阳，而伤风与伤寒实有异也。至于治伤风之少阳，法又不必大异，皆舒其半表半里之邪，而风邪自散。虽然伤寒邪入少阳，有入里之症，往往用大柴胡与承气之类和而下之；若伤风入少阳，以小柴胡汤和解而有余，不必用大柴胡、承气而重用之也。方用**加减小柴胡汤**：

柴胡（一钱五分） 茯苓（三钱） 黄芩（一钱） 甘草（一钱） 陈皮（五分） 天花粉（一钱）

水煎服。一剂寒热解，再剂诸症愈。此方较原方更神。以用茯苓之多，使邪从膀胱而出，更胜于和解也，佐柴胡以散邪，乃建奇功耳。

此症用**安胆汤**亦效。

柴胡 天花粉 炒栀子（各二钱） 甘草（一钱） 白芍 丹皮（各三钱）

水煎服。二剂愈。

◆ 春月伤风，身热呕吐不止，人以为太阴之伤寒也，谁知是太阴之春温乎？夫太阴脾土也，风伤太阴，则土中有风，风在地中，则土必震动而水溢，故令人呕吐不止，非阴寒之气，入于脾土之内，而动人呕吐者可比。此与伤寒传经之入太阴者，治法迥不相同也。伤寒当温经以回阳，而伤风宜散其风以安土。方用**奠土汤**：

白术（五钱） 茯苓（三钱） 人参 柴胡 半夏 甘草 葛根（各一钱） 神曲（五分）

水煎服。一剂而风散，二剂而身凉。三剂而病全愈矣。方中祛邪于补脾之内，脾健而风自息也。

此症亦可用**护脾饮**：

白术（三钱） 人参（二钱） 肉桂（三分） 陈皮（三分） 半夏（一钱） 苏叶（五分）

水煎服。一剂愈。

◆ 春月伤风出汗，胃干燥，渴欲饮水，是春温之症，火邪入膀胱，非太阳之伤寒也。夫膀胱者，肺金之表也，肺受风邪，久则变热，肺乃求救于膀胱，邪即乘其求救而下行。而膀胱之水，思欲救母乃不肯下泄，而上与风火相斗。邪见膀胱正气之盛，乃不入膀胱而入胃，于是胃热而与邪相争，故尔出汗。汗出而胃之津液自干，故口渴思水以救其内焚也。治法不必散风邪而泻火焰，速利其膀胱，使水从小便而出，则胃中之津液自生。方用**五苓散**：

白术（一钱） 茯苓（三钱） 泽泻（三钱） 猪苓（三钱） 肉桂（一分）

水煎服。一剂而小便利，二剂而口渴、汗出尽止矣。盖五苓散专利其膀胱之水。膀胱为太阳之经，伤风已经出汗，宜太阳之邪尽出矣，乃口渴思水，明是邪热不肯从皮毛外出，而欲趋膀胱下出矣。五苓散利其膀胱，则水流而火亦流，火随水去，胃火已消，而胃自生液，自然上润于肺，肺得胃液之养，则皮毛自闭，邪何从而再入哉！

此症**知柏茯苓汤**亦可用。

知母 黄柏（各一钱） 茯苓（五钱）

水煎服。一剂而渴解，二剂愈。

卷之六

火热症门（二则）

◆ 阳明火起发狂，腹满不得卧，面赤而热，妄见妄言，人皆谓内热之极也。然而阳明属土，而不属火，何以火出于土，谓是外邪之助乎？既非暑气之侵，又非寒气之变，乃一旦火起，以致发狂，人多不解。不知土中之火，乃心中之火也，心火起而阳明之火翕然而发。阳明胃经乃多气多血之腑，火不发则已，一发而反不可制，往往卷土而来，火焰升腾，其光烛天，而旁且沿烧于四境，有不尽不已之势，非惟焚尽于胃，而且上烧于心，心君不宁，且有下堂而走者，神既外越，自然妄有所见，既有妄见安能止其妄言？此谵语之所以生也。然则阳明之火乃内因而成，非外邪所致也。治法宜与伤寒之狂、伤暑之狂俱不可同日而论矣。然而阳明之火，其由来虽有内外之殊，而治阳明之火，其方法实无彼此之异。必须急灭其火，以救燎原之势，而不可因循观望，长其火焰之腾，以致延烧各脏腑也。方用**人参竹叶石膏汤**治之。

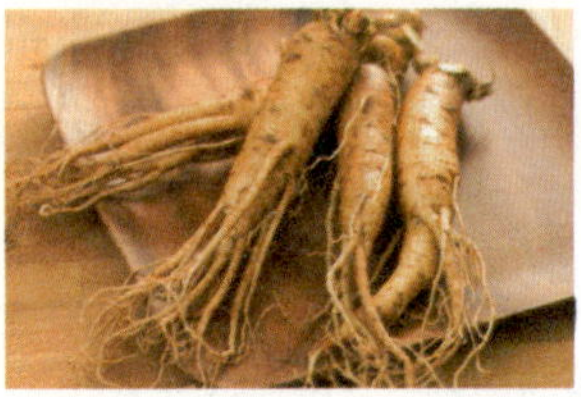
人参

人参（五钱） 石膏（一两） 麦冬（一两） 竹叶（三百片） 知母（三钱） 甘草（一钱） 糯米（一撮）

水煎服。一剂狂定，再剂腹满不能卧之病除，而妄见妄言之症亦去矣，不必三剂。此方退胃火之神剂也，凡有胃热之病，用之皆宜。然止可救一时之急，而不可泻长久之火。

论理内热之火既起于心，宜泻心，而反泻胃者，恐胃火太盛，必致变生不测也。盖心火不止，不过增胃火之炎；而胃火不止，实有犯心火之祸。所以治心火者，必先泻胃也。胃既泻矣，而后减去石膏、知母加入黄连一钱，玄参一两，再服二剂，不特胃火全消，而心火亦息也。

此症用**苦龙汤**亦神。

地龙（二十条，捣烂） 苦参（五钱）

水煎服之。一剂既止狂，不必再服。

◆ 热病有完谷不化，奔迫直泻者，人以为大肠之火也，谁知是胃火太盛乎？夫胃火上腾而不下降，胡为直下于大肠而作泻耶？盖胃为肾之关，肾虚则胃之关门不守，胃乃挟水谷之气而下行矣。第肾虚为寒而胃何以反能热耶？不知肾虚者水虚也。水虚则火无所制，而命门龙雷之火下无可藏之地，直冲于胃，见胃火之盛，亦共相附会，不上腾而下泄矣。胃火既盛，又得龙雷之火，则火势更猛，以龙雷之性甚急，传于大肠不及传导，故奔迫而直泻也。治法似宜先治肾矣，然而胃火不泻，则肾火断不肯回，但遽泻胃火，则胃土因火而崩，胃水随土而泄，又不能底止，必须先健其土，而分利其水，则水清而土可健，火可安，而龙雷之火亦易于收藏也。方用**缓流汤**：

茯苓（一两） 芡实 山药（各三两） 车前子（五钱） 薏仁（一两） 甘草（一钱） 人参（一两） 五味子（一钱）

此方无一味非健土之药，又无一味非利水之品。然利水之中不走其气，下气不走而上火自升矣。况健土之品，无非补肾之味，肾得补而真阴生，龙雷之火自仍归于肾脏。肾火既安，则胃火失党，而胃土又健，则水谷之气，更易分消，自然火衰而泻止也。

此症用**滑苓汤**亦甚效。

滑石 茯苓（各一两）

同研为末，井水调服即止。

暑症门（二则）

◆ 行役负贩，驰驱于烈日之下，感触暑气，一时猝倒，人以为中暑也，谁知是中暍乎？夫暍者热之谓也，暑亦热也，何以分之？盖暑之热由外而入，暍之热由内而出。行役负贩者，驰驱劳苦，内热欲出，而外暑遏抑，故一时猝倒，是暑在外而热闭之也。倘止治暑而不宣扬内热之气，则气闭于内，而热反不散矣。治法宜散其内热，而佐之以消暑之味。方用**救暍丹**：

青蒿（五钱） 茯神（三钱） 白术（三钱） 香薷（一钱） 知母（一钱） 干葛（一钱） 甘草（五分）

水煎服。一剂气通，二剂热散，不必三剂。此方用青蒿平胃中之火，又解暑热之气，故以之为君。香薷解暑，干葛散热，故以之为佐。又虑内热之极，但散而不寒，则火恐炎上，故加知母以凉之，用白术、茯苓利腰脐而通膀胱，使火热之气俱从下而趋于小肠以尽出也。火既下行，自然不逆而上冲，而外暑、内热各消化于乌有矣。

此症用**解暑散**亦效。

香薷 茯苓（各三钱） 甘草 黄连（各一钱） 白术（一两） 白扁豆（二钱） 白豆蔻（一粒）

水煎服。一剂即愈。

◆ 中暑气不能升降，霍乱吐泻，角弓反张，寒热交作，心胸烦闷，人以为暑气之内热也，谁知是阴阳之拂乱乎？人身阴阳之气和，则邪不能相干。苟阴阳不能相交，而邪即乘其虚而入之矣。且邪之入人脏腑也，助强而不助弱，见阴之强而即助阴，见阳之强而即助阳，夏令之人多阴虚阳旺，邪乘阴虚而入，本欺阴之弱也。然见阳气之旺又助阳而不助阴。阴见邪之助阳也，又妒阳之旺而相战，阳又嫌邪之党阳也，欲嫁其邪于阴，而阴又不受，于是阴阳反乱，气不相通，上不能升，下不能降，霍乱吐泻拂于中，角弓反张困于外，阴不交于阳而作寒，阳不交于阴而作热。心胸之内竟成战场之地，安得而不烦闷哉？然则治法和其阴阳之气，而少佐之以祛暑之剂，缓以调之，不必骤以折之也。方用**和合阴阳汤**：

人参（一钱） 白术（二钱） 茯苓（五钱） 香薷（一钱） 藿香（一钱） 苏叶（一钱） 厚朴（五分） 陈皮（三分） 枳壳（三分） 砂仁（一粒） 天花粉（一钱）

水煎探冷，徐徐服之。一剂阴阳和，二剂各症愈，不必三剂。此方分阴阳之清浊，通上下之浮沉，调和于拂逆之时，实有奇功，以其助正而不增火，祛邪而不伤气，化有事为无事也。

此症用**加减六君汤**亦效。

人参 茯苓 白芍（各三钱） 白术（一两） 香薷（一钱） 砂仁（一粒） 陈皮（五分） 半夏（一钱）

水煎服。一剂即平。

燥症门（三则）

◆ 阴耗而思色以降其精，则精不出而内败，小便道涩如淋，此非小肠之燥，乃心液之燥也。夫久战而不泄者，相火旺也。然而相火之旺，由于心火之旺也。盖君火一衰，而相火即上夺其权，心火欲固，而相火欲动；心火欲闭，而相火欲开。况心君原思色乎，毋怪其精之自降矣。然心之衰者，亦由肾水虚也。肾旺者，心亦旺，以心中之液肾内之精也。精足则上交于心，而心始能寂然不动，即动而相火代君以行令，不敢僭君以夺权，故虽久战而可以不泄精。虚则心无所养，怯然于中，本不可战，而相火鼓动亦易泄也。至于心君无权，心甫思色，而相火操柄矣。久之心君既弱，而相火亦不能强，有不必交接而精已离宫，又不能行河车逆流之法，安能复回于故宫哉？势必闭塞溺口，水道涩如淋而作痛矣。治法必须补心，仍须补其肾水，少佐以利水之药，则浊精自愈矣。方用**化精丹**：

熟地（二两） 人参（五钱） 山茱萸（一两） 车前子（三钱） 麦冬（一两） 牛膝（五钱） 白术（一两） 生枣仁（五钱） 沙参（一两）

水煎服。一剂而涩痛除，二剂而淋亦止矣。此方人参以生心中之液，熟地、山茱、沙参以填肾中之阴，麦冬以益肺金，使金之生水，则肾阴尤能上滋于心；又得生枣仁之助，则心君有权，自能下通于肾，而肾气既足，自能行其气于膀胱；又得白术利腰脐之气，则尤易通达；复得牛膝、车前下走以利水，则水窍开，而精窍自闭，何患小肠之燥涩乎？心液非补肾不化，精窍非补肾不闭，倘单用利水逐浊之味，何能取效哉！

此症用生液丹亦妙。

熟地（二两） 山茱萸 人参 生枣仁 茯神（各五钱） 北五味（二钱） 丹皮 丹参（各三钱）

水煎服。

◆ 阴已痿弱，见色不举，若强勉入房，以耗竭其精，则大小便牵痛，数至圊而不得便，愈便则愈痛，愈痛则愈便，人以为肾火之燥也，谁知是肾水之燥乎？夫肾中水火，两不可离，人至六十之外，水火两衰，原宜闭关不战，以养其天年，断不可妄动色心，以博房帏之趣，犯之多有此病。至于中年人患此病者，乃纵色竭精，以致火随水流，水去而火亦去，一如老人之痿阳不可以战矣。倘能慎疾而闭关，亦可延年。无如其色心之不死也，奋勇争斗，或半途倒戈或入门流涕，在肾宫本不多精，又加畅泄，则精已涸竭，无阴以通大小之肠，则大小肠干燥，自然两相取给，彼此牵痛也。上游无泉源之济，则下流有竭泽之虞，下便则上愈燥而痛生，下痛则上愈燥而便急。治法必须大补其肾中之水，然不可仅补其水，而必须兼补其火，盖水得火而易生也。方用润涸汤：

熟地（二两） 白术（一两） 巴戟天（一两）

水煎服。此方用熟地以滋肾中之真阴，巴戟天以补肾中之真阳，虽补阳而仍是补阴之剂，则阳生而阴长，不至有强阳之害。二味补肾内之水火，而不为之通达于其间，则肾气未必遽入于大小之肠也。加入白术以利其腰脐之气，则前后二阴无不通达，何至有干燥之苦，数圊而不得便哉。

此症用天一汤亦效。

地骨皮 玄参 芡实（各五钱） 山药 牛膝 丹皮（各三钱） 熟地（一两） 肉桂（一钱）

水煎服。

◆人有口渴善饮，时发烦躁，喜静而不喜动，见水果则快，遇热汤则憎，人以为胃火之盛也，谁知是胃气之燥乎？夫胃本属土，土似喜火而不喜水。然而土无水气，则土成焦土，何以生物哉！况胃中之土，阳土也，阳土非阴水不养。胃中无水断难化物，水衰而物难化，故土之望水以解其干涸者，不啻如大旱之望时雨也。且人静则火降，人动则火起，内火既盛，自索外水以相救，喜饮水而恶热汤，又何疑乎？第燥之势尚未至于热，然燥之极必至热之极矣。治法解燥须清热也。方用**清解汤**：

玄参（一两） 生地（五钱） 甘菊花（三钱） 天花粉（三钱） 茯苓（三钱） 麦冬（三钱） 丹参（二钱） 沙参（三钱）

水煎服。连服四剂，而烦躁除，再服四剂，口渴亦解，再服四剂，全愈。此方平阳明胃火者居其半，平少阴相火者居其半。盖阳明胃火必得相火之助，而势乃烈。虽治燥不必泻火，然土燥即火炽之原，先平其相火，则胃火失势，而燥尤易解，此先发制火，乃妙法也。

此症用**润土汤**亦效。

玄参 生地（各一两） 甘草（一钱） 地骨皮（五钱） 茯苓（三钱）

水煎服。

痿证门（二则）

◆人有胃火熏蒸，日冲肺金，遂至痿弱不能起立，欲嗽不能，欲咳不敢，及至咳嗽又连声不止，肺中大痛，非肺痈之毒，乃肺痿之病也。夫肺之成痿也，由于阳明之火上冲于肺，而肺经津液衰少，不能灭阳明之焰，金从火化，累年积岁，肺叶之间酿成火宅，而清凉之药，不能直入于肺，非杆格清凉之故也。肺既大热，何能下生肾水？水干无以济火，则阳明之炎蒸更甚，自然求救于水谷；而水谷因肺金清肃之令不行，不能化成津液，以上输于肺，则肺之燥益甚；肺燥而肺中津液尽变为涎沫浊唾矣。肺液既干，肺气自怯，所成涎沫浊唾，若难推送而出，此欲嗽之所以不能也。然而涎沫浊唾，终非养肺之物，必须吐出为快，无奈其盘踞于火宅，倘一咳而火必沸腾，胸膈之间必至动痛，此欲咳之所以不敢也。迨忍之又忍至不可忍，而咳嗽涎沫浊唾虽出，而火无水养。上冲于咽喉，不肯遽下，此咳嗽所以又连声而不止也。咳嗽至连声不止，安得不伤损干燥之肺而作痛乎？人见其痿弱不能起立，或用治痿之药，愈伤肺气，奚能起痿。治法宜泻其胃中之火，大补其肺经之气，然又不可徒补其肺中之气，更宜兼补其肾中之水。方用**生津起痿汤**：

麦冬（一两） 甘草（二钱） 玄参（一两） 甘菊花（五钱） 熟地（一两） 天门冬（三钱） 天花粉（一钱） 贝母（一钱） 金银花（五钱）

水煎服。连服四剂，而咳嗽轻，再服四剂，而咳嗽止，再服十剂，而痿症除矣。

盖阳明之火，本可用大寒之药。然而阳明初起之火，可用大寒；而阳明久旺之火，宜用微寒。因阳明之火，乃胃土中之火，初起可用大寒泻火，以救肾中之水，久旺用微寒散火，所以生胃中之土也。胃火之盛，胃土之衰也，扶其土，即所以泻其火。而胃土自健，自能升腾胃气，化水谷之精微，输津液于肺中也。又加之二冬、甘草、天、贝之类，原能益肺消痰，则肺中更加润泽。得金银花同入，以消除其败浊之毒，则肺金何至再燥乎？加熟地者，以填补肾水，水旺而肺不必去顾肾子之涸，则肺气更安，清肃下行于各府，水生火息，不必治痿而痿自愈也。

此症用**紫花饮**亦神。

麦冬（三两） 桔梗 甘菊花 薄公英（各五钱） 生甘草 贝母（各二钱） 生地（一两） 紫花地丁（三钱）

水煎服。

◆胃火上冲于心，心中烦闷，怔忡惊悸，久则成痿，两足无力，不能动履，此总属胃火之盛，非心火之旺也。夫胃属土，而心属火，心乃生胃，而胃不宜克心。然心火生胃，则心火不炎，胃火熏心，则心火大燥，此害生于恩也。倘徒泻心火，则胃子见心母之寒，益肆其炎氛，愈添心中之燥。必下取于肾水，而肾因胃火之盛，熬干肾水，不能上济于心，火益旺而水益枯，骨中无髓，安得两足之生力乎？治法宜大益其肾中之水，少清其胃中之火，则胃气安而肾水生，自然上交于心也。方用**清胃生髓丹**：

玄参（一两） 麦冬（五钱） 甘菊花（五钱） 熟地（二两） 北五味（二钱） 沙参（五钱）

水煎服。十剂即可行步，二十剂怔忡惊悸之病除，又十剂烦闷痿弱之症去，再服十剂全愈。

痿症无不成于阳明之火，然用大寒之药，如石膏、知母之类，虽泻胃火甚速，然而多用必至伤胃，胃伤而脾亦伤，脾伤而肾安得不伤乎？故不若用玄参、甘菊之类，既清其胃火，而又不损其胃土，则胃气自生，能生津液，下必注于肾，而上且灌于心矣。况麦冬、五味以益心，熟地、沙参以滋肾，上下相资，水火既济，痿病岂不愈乎？

此症用石斛玄参汤亦佳。

金钗石斛（一两） 玄参（二钱）

水煎服。

消渴门（二则）

◆消渴之病，有气喘痰嗽，面红虚浮，口舌腐烂，咽喉肿痛，得水则解，每日饮水约得一斗，人以为上消之病也，谁知是肺消之症乎。夫肺属金，金宜清肃，何火炽如此？盖心火刑之也，肺为心火所刑，则肺金干燥，又因肾水之虚，欲下顾肾，肺气既燥，肺中津液自顾不遑，安得余津以下润夫肾乎？肺既无内水以润肾，乃索外水以济之。然救其本宫之火炎，而终不能益肾中之真水，肾又不受外水，而与膀胱为表里，即将外水传于膀胱，故饮水而即溲也。治法似宜泻心中之火，以救肺金之热矣。然而肺因火热发渴，日饮外水，则水停心下者有之。水日侵心，则心火留于肺而不归，心中已成虚寒之窟，是寒凉之药，反为心之所恶。且寒凉之药，不能上存，势必下趋于脾胃。夫肺火之盛而不解者，正苦于脾胃之虚，土不能生金之故。苟再用寒凉，必至损伤脾胃之气，肺金何以养哉！必须仍治肺金，少加补土之味，则土旺而肺气自生，清肃之令行，而口渴自止。

方用清上止消丹：

麦冬（二两） 天冬（一两） 人参（三钱） 生地（五钱） 茯苓（五钱） 金银花（一两）

水煎服。十剂渴尽减，二十剂全愈。此方重治肺，而轻治胃与脾。治肺而不损金，清火而不伤土。土生金而金生水，又何疑乎？惟方中加入金银花者，火刑金而多饮凉水，则寒热相击，热虽暂解于片刻，而毒必留积于平时，用清金之药，以解其热，不能解其毒也。与其日后毒发而用散毒之品，何若乘解热之时，即兼解其毒，先杜其患哉！况金银花不特解毒，且善滋阴，一味而两用之也。

此症用二冬苓车汤亦效。

麦冬（三两） 天冬（一两） 茯苓（五钱） 车前子（三钱）

水煎服。

◆ 消渴之病，大渴恣饮，一饮数十碗，始觉胃中少快，否则胸中嘈杂如虫上钻，易于饥饿，得食渴减，不食渴尤甚，人以为中消之病也，谁知是胃消之病乎？胃消之病，大约成于膏粱之人者居多。燔熬烹炙之物，肥甘醇厚之味，过于贪饕，酿成内热，津液干涸，不得不求济于外水，水入胃中，不能游溢精气，上输于肺，而肺又因胃火之炽，不能通调水道，于是合内外之水建瓴而下，饮一溲二，不但外水难化，且平日素酝，水精竭绝，而尽输于下，较暴注、暴泄为尤甚，此竭泽之火，不尽不止也。使肾水未亏，尚可制火，无如膏粱之人，肾水未有不素乏者也，保火之不烁干足矣，安望肾水之救援乎？内水既不可制，势必求外水之相济，而外水又不可以济也，于是思食以济之。食入胃中，止可解火于须臾，终不能生水于旦夕，不得不仍求水以救渴矣。治法宜少泻其胃中之火，而大补其肾中之水，肾水生而胃火息，肾有水，而关门不开，胃火何从而沸腾哉！方用**闭关止渴汤**：

石膏（五钱） 玄参（二两） 麦冬（二两） 熟地（二两） 青蒿（五钱）

水煎服。二剂而渴减，四剂而食减，十剂消渴尽除，二十剂全愈。此方少用石膏、青蒿以止胃火，多用玄参、熟地以填肾水，重用麦门冬以益肺气，未尝闭胃之关门也。然而胃火之开，由于肾水之开；肾水之开，由于肾火之动也；而肾火之动，又由于肾水之乏也。今补其肾水，则水旺而肾火无飞动之机，火静而肾水无沸腾之患。肾水既安守于肾宅，而胃火何能独开于胃关哉！此不闭之闭，真神于闭也。

此症用**止消汤**亦效。

石膏 人参 茯神（各五钱） 玄参（一两） 生地（二两） 知母 麦芽 谷芽 神曲（各三钱）

水煎服。

卷之七

痉痓门（二则）

◆ 感湿热之气，忽又伤风，口噤不能言，项背几几，脚手挛急，角弓反张，人以为太阳之伤寒也，谁知是太阳之痓病乎？夫痓病亦有三阳三阴之殊，亦能传经，与伤寒之症无异，但伤寒单伤于风，而痉病则合湿热而成之也。似乎治伤寒可单治风而无难，痉病宜兼治湿热而不易也。谁知邪之所凑，其气必虚，一邪相犯已是正气之亏，况三邪之同犯乎？补正以祛邪，治痉无难速愈。或谓一邪相犯，尚须祛邪为先，三邪并犯，则邪气弥漫，非用祛邪之药，安能济哉？不知一邪之犯，其力专；众邪之犯，其势散。力专者宜攻，势散者可补。于补之中，而行其攻之法，何不济之有？无如其症同于伤寒，不可骤用补也，所以杀人。苟知可补之法，分症以治之，实易易也。如此症见太阳之征，不可径治太阳之邪，宜补太阳之正，太阳之正气旺，而风湿热之邪不必攻而自散矣。方用**五苓散加减**治之。

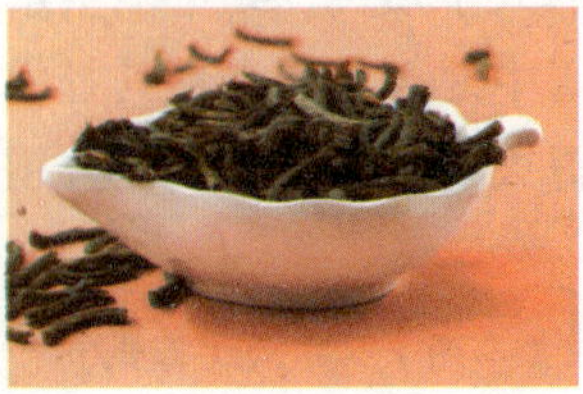

桂枝

白术（一两） 茯苓（一两） 泽泻（三钱） 猪苓（一钱） 羌活（五分） 桂枝（三分）

水煎服。一剂而角弓反张之疾定，二剂而口不噤，脚手不挛急也，三剂诸症尽痊。五苓散专利膀胱之水。三邪之中，至难去者湿耳。先利其湿，则火随水泄，而风邪无党矣。故少用羌活、桂枝以祛风，则风自易解。况五苓散亦非单利湿之药也，其白术、茯苓原能健脾生胃，今多加为君，则补重而利轻，所以能健功之速。倘少少用之，则攻多于补，反无益矣。

此症用**桂苓薏羌汤**亦效。

茯苓（一两） 羌活（二钱） 薏仁（一两） 桂枝（三分）

水煎服。

◆ 感湿热之气，又感风邪，颈项强直，一目或左右视，手足搐搦，人以为少阳之伤寒也，谁知是少阳之痉病乎？夫少阳居于半表半里之间，其势将欲入肝也，而尚留于阳明，故三邪同感，目所以左右视，亦现证于二者之间耳。手足搐搦者，风性动而湿性静，两相违背，风欲动而湿挽之；湿欲静而风激之，热邪又从中冲击，此搐搦之所以起也。搐搦不已，又风引而上行，于是颈项不利，而湿气留中，遂至强直不摇矣。治法必须和少阳之正气，少用散邪之品，易于解纷也。方用**小柴胡加减**治之。

柴胡（二钱） 白芍（五钱） 当归（三钱） 茯苓（五钱） 黄芩（一钱） 甘草（一钱）

水煎服。一剂病减，再剂病全愈。小柴胡汤和少阳之圣药也。今又加入白芍、当归以补其肝中之气，使肝旺而邪不敢遁于肝。加茯苓五钱以健胃而利湿，则邪不敢回于胃。茯苓且同柴胡以祛风热，引之而共入于膀胱，尤易下走，此又法之至神者也。

此症用**龙车散**亦效。

柴胡　甘草（各一钱）　白芍　茯苓（各五钱）　车前子（三钱）　龙胆草（五分）

水煎服。

汗症门（二则）

◆人有大病之后，无过而遍身出汗，日以为常，人以为内热发汗也，谁知是阳气之虚，外泄而腠理不能自闭乎？大病之后，气血大亏，气不能入于血之中，血必至逼其气于肤之外，使肺金清肃之令行，则气虽欲越出于皮毛，而腠理未疏，何能外泄？惟大病之后，必先损其肺，肺先无自主之权，安能禁其气之不固哉！气不固，而汗乃气之所化，汗随气泄，遍体出汗淋漓，又无内邪之散，有不散尽其真气者乎？似乎较亡阳之症相同，然而亡阳之症身丧于顷刻，自汗之病不至遽殒于须臾，其故何也？盖亡阳之症，乃热邪驱之；自汗之症，乃阴虚促之也。阳病暴而阴病缓，阳暴难于救援，阴缓易于调剂。治法自当以补气为主，而补气之中，兼以补阴，则阴能摄阳，汗不止而自止矣。方用**摄阳汤**：

人参（一两）　黄芪（一两）　白芍（五钱）　麦冬（五钱）　北五味（一钱）　山茱萸（三钱）　熟地（一两）

水煎服。二剂汗少止，四剂汗大止，十剂全愈。此方用参、芪以大补其气。气足则肺气有养，皮毛自固。益之麦冬、五味则肺金不特自足以卫外，兼可以分润于肾水。犹恐汗出太多，必损耗真阴，更加熟地、山茱以益精，使肺金不必又来下生肾水，则肺气旺而皮毛益固矣。增入白芍一味以收敛肝气，则肝木自平，使肺金无仇家之相逼，则肺气安然，自能行其清肃之气，而下输于膀胱，则上下之气舒，而心中生液，不来克肺，则肺金有权得以自主，安肯听汗之自出哉！此摄阳之妙法也。倘贫穷之人无力买参，岂忍视死不救。前方之中倍加黄芪二两，增入防风五分，同前药煎服，功未尝不同，但必须多服数十剂也。

此症用**敛汗汤**甚妙。

黄芪（一两）　麦冬（五钱）　北五味（二钱）　桑叶（十四片）

水煎服。

◆人有夜间发热，初时出汗星星，后则渐多，日久每夜竟出大汗，至五更而止，人以为阳虚盗汗也，谁知是阴虚出汗乎？夫阴虚者，肾虚也。肾藏真阴，阴宜秘藏，何故发汗？盖肾中之火动也。肾水非火不养，何反致泄水？即水泄宜从下出，何走皮毛而旁出耶？不知肾火生水，真火也。真火喜静而不喜动，水静则真火生水，水动则真火泄水矣。生水则火能秘藏，泄水则火乃奔越。故肾中之火动者，仍肾中之水自动，由于人之纵欲而好泄其精也。精泄过多，则劳其精而水动，而火亦动。火动而水不足以济之，则火且挟水，而腾出于本宫，不从下走，而乃随其火性，游行于经络腠理之间，遇毛窍而泄也。初则偶尔游行，久则夜夜出汗。阴气愈虚则愈汗，毛窍之细路竟成转输之大道矣。然汗既易出，宜无分昼夜，何夜汗而昼不汗耶？得毋阴虚而阳未虚乎？不知阴阳各有道路，行于阳之分，则阴不敢夺阳之权；行于阴之分，则阳不敢夺阴之柄。夜间出汗，实阴走于阴之途，至于五更，则阴不敢入于阳之界。故阴汗遇阳气而自转，非阴虚而阳不虚也。治法宜大补其真阴，而加之阳分之药，提阴出于阳分，庶几阴遇阳而止也。方用**补阴止汗汤**：

熟地（一两） 山茱萸（五钱） 人参（二钱） 白术（三钱） 地骨皮（一两） 沙参（三钱） 北五味子（一钱） 桑叶（十片）

水煎服。二剂汗少止，四剂汗乃止，十剂汗不再出矣。此方熟地、山茱补精之物也，地骨、沙参补阴而更能清骨髓中之虚热，五味、桑叶止汗之神剂，人参、白术健脾开胃补气之圣药也。多用补阴之品，则水足以制火，少用补阳之味，则阳易于提阴。阴阳水火，既无偏胜之虞，自无走泄之患，何必用涩精之牡蛎、敛汗之瞿麦哉！

此症用**湛露饮**亦效。

熟地（二两） 地骨皮 沙参 丹皮（各五钱） 北五味（一钱）

水煎服。

五瘅门（五则）

◆谷瘅之症，胸中易饥，食则难饱，多用饮食则发烦，头眩、小便艰涩，身如黄金之色，此是胃中虚热之故，非胃中之湿热也。人身脾胃属土，脾阴土也，而用则阳；胃阳土也，而用则阴。脾胃和同，则刚柔并济，通调水道，易于分消。惟七情伤损于内，则阴阳不相和合，胃无阴以和阳，则热聚而消谷；脾无阳以和阴，则寒聚而积水，两相搏激，故昏眩、烦闷生焉。于是所食之水谷，不变为精华之清气，而反蒸为腐败之浊气矣。浊气下降者也。浊气下流于膀胱，膀胱受胃之热，气化不行，小便闭塞，水即走于阴器，而热散走于皮肤，故一身发黄也。治法升胃中之清气，以分利其膀胱，则清升而浊易降，水利而热易消。方用**分浊散**：

茯苓（一两） 车前子（三钱） 猪苓（三钱） 茵陈（一钱） 栀子（三钱）

水煎服。一剂水少利，二剂湿乃退，十剂全愈。方中以茯苓为君者，利水而不伤胃气。胃气不伤，而后佐之去热消湿之品，则胃无火亢之忧，自然脾无水郁之害。倘不早治，而水湿之气，流入于肾，则肾被其伤，必至腹满成蛊，不可治矣。

此症用**茵陈苓术汤**亦效。

茵陈（三钱） 茯苓 白术 薏仁（各五钱） 知母（一钱）

水煎服。

◆ 酒疸之症，心中时时懊侬，热不能食，尝欲呕吐，胸腹作满，然清言了了，人以为酒食作疸也，然而酒湿之成疸，由于内伤饥饱劳役也。夫人之善饮者，由于胆气之旺也。夫胆非容酒之物，而能渗酒，酒经胆气之渗，则酒化为水，入于膀胱而下泄矣。惟其内伤于饥饱劳役，则五脏受损，脏损而腑亦损矣。五脏六腑俱已受损，宁胆气之独旺乎？胆气即衰，则饮酒力不能渗。无如人之纵饮如故，则酒多而渗亦多，更伤胆气。胆损不能渗酒，酒必留于脾胃之间；而脾胃不及从前之旺，则酒肉不能受，传之膀胱；而膀胱又不及从前之健，则水入不能消，下既不行，必返而上吐，而下泄又艰，中州又不可久留，于是湿热之气，蕴隆冲膈，懊侬而发于心。由是遍渍周身，分布四体，尽发为黄也。夫心至懊侬，其心神之昏乱可知，何又能清言了了耶？不知酒气熏蒸于一时，则见懊侬；懊侬者，欲痛不痛之状，非心中之神至于妄乱不宁也。治法宜解其酒之毒，而兼壮其胆；胆气旺而酒气自消，酒气消而水气自泄，水气泄而黄自解矣。方用**旺胆消酒汤**：

柞木枝（三钱） 山栀子（三钱） 桑白皮（三钱） 白茯苓（三钱） 白芍药（一两） 竹叶（一百片） 泽泻（二钱）

水煎服。二剂而膀胱利，四剂而黄色轻，八剂全愈。夫柞木专能消酒毒于无形，酒毒既消，则拔本塞源矣。至助胆之药，舍白芍、山栀无他味也。其余之药，不过分消湿热之气。世不知治法，或吐或下，皆操刀而杀之也，可不慎哉！

此症用郁李归芍汤亦效。

白芍（一两） 当归 茯苓（各五钱） 郁李仁（五分） 甘草（三分） 黄连（五分） 车前子（二钱）

水煎服。

◆ 肺疸之症，鼻塞不通，头面俱黄，口澹咽干，小水不利，人以为黄胆之症，谁知实由于肺气之虚耶？肺金气旺，则清肃之令下行于膀胱，凡有湿热尽从膀胱下泄，则小水大行，何湿能存？水既直泻，则热亦难留。惟其肺气先虚，而后湿热郁蒸于胸膈之间，致肺燥而失其清肃之令，水气遂乘其燥而相入，燥与湿合而成热，湿热相留欲分入膀胱，而膀胱不受，欲走于皮毛之窍，而腠理未疏，不能越行于外，遂变现黄色于皮肤也。治法宜宣通肺气，健其脾胃之土。盖因肺气闭于上，而后水气塞于下，使肺气上通则水且下降，况重补其脾胃以生肺乎，此治肺疸必宜宣扬夫肺气也。方用扬肺利湿汤：

桔梗（三钱） 天花粉（二钱） 白术（五钱） 茯苓（五钱） 桑白皮（三钱） 茵陈（三钱） 猪苓（二钱） 黄芩（五分）

水煎服。一剂鼻塞通，二剂咽干润，三剂口淡除，四剂小水大利，十剂头面之黄尽散矣。此方开腠理而生津液，则肺金有润燥之功。合之茯苓、茵陈、花粉、白术则土气大旺，金气亦扬，清肃令行，而膀胱之壅热立通，小便利而黄色乌能独存哉！

此症亦可用通气饮：

桔梗（二钱） 紫菀（二钱） 白术（五钱） 茯苓（五钱） 甘草（三分） 茵陈（一钱） 益智仁（三粒） 贝母（二钱）

水煎服。

◆ 心疸之症，烦渴引饮，一饮水即停于心之下，时作水声，胸前时多汗出，皮肤尽黄，惟两目独白，人以为黄疸也，谁知是心中虚热以成之乎？夫心喜燥不喜湿，然过于燥，则未免易其性以喜湿矣。然而心终宜燥，而不宜湿。以湿济燥，可权宜行于一时，不可经常行于长久。盖水乃阴物，阴居阳地，不肯遽入于小肠，心又因水制，力不能分消，移其水以入于膀胱，故水停心下作声。而膻中乃心之相臣，见水邪犯心，且出其火以相救，战争于胸间，水得火炎，而热化为汗，时出于胸。其余之水，何能尽解，旁趋而出诸皮毛，乃壅闭而变为黄矣。一身皆黄而两目不变者，盖因肝开窍于目，心为肝子，邪见肝木之旺，不敢犯肝之界，两目正肝之部位，所以湿热不至于目，而无黄色之侵耳。然则治法，宜补肝气以生心，泻水湿以逐热，则黄疸不攻而自散也。方用**泻肝利湿汤**：

白芍（一两） 茯苓（五钱） 白术（五钱） 茵陈（三钱） 炒栀子（三钱） 木通（一钱） 远志（一钱）

水煎服。一剂症轻，二剂又轻，十剂全愈。此方补肝即所以补心，泻水即以泻热。倘徒治黄而不辨其脏气之生克，妄用龙胆草等药，必至变为寒黄之症，反难施治矣。

此症用**茵陈苓术黄连汤**亦效。

茵陈（三钱） 茯苓 白术（各五钱） 黄连（二钱）

水煎服。

◆肝疸之症，两目尽黄，身体四肢亦现黄色，但不如眼黄之甚，气逆手足发冷，汗出不止，然止在腰以上，腰以下无汗，人以为黄疸也，谁知是肝气之郁，湿热团结而不散乎？夫肝属木，非水不长，何以得湿而反郁乎？不知肝之所喜者，肾水也，非外来之邪水也。肾水生木而发生，邪水克木而发瘅。盖肝藏血而不藏水，外来之水多，则肝闭而不受，于是移其水于脾胃。然而外来之水，原从脾胃来也。脾胃之所弃，而脾胃仍肯容之乎？势必移其水于膀胱，而膀胱又不受。盖膀胱因肝木之湿热，不敢导引而入，以致自焚。于是湿热复返而入肝，而肝无容身之地，乃郁勃而发汗，汗不能尽出而黄症生矣。使汗能尽出，未必遽成黄也。无奈肝之湿热，欲下走于肾宫，而肾气恶肝木之犯，杜绝而不许入境，腰以下正肾之部位也，所以无汗而发黄耳。治法开肝气之郁，佐之分湿散邪之剂，则黄疸自愈矣。方用**利肝分水饮**：

龙胆草（二钱） 茵陈（三钱） 茯苓（一两） 猪苓（三钱） 柴胡（一钱） 车前子（三钱） 白蒺藜（三钱） 甘菊花（五钱）

水煎服。二剂而目之黄淡矣。又服四剂，身之黄亦淡矣。再服四剂，气逆、汗出之病止，又服十剂全愈。此方开郁于分湿之中，补肝于散热之内，既善逐邪，又能顾正，两得而无失矣。

此症用**利目汤**亦妙。

龙胆草（二钱） 茵陈（三钱） 白芍（一两） 茯苓（五钱） 泽泻 车前子 白蒺藜（各三钱） 柴胡（一钱） 草决明（二钱）

水煎服。

痢疾门（三则）

◆人有夏秋之间，腹痛作泻，变为痢疾，宛如鱼冻，久则红白相间，此是肝克脾土也。盖夏秋之间，寒热必然相杂，肝遇凉风，则木气不舒，上不能宣，必至下克。而脾胃之中受三夏暑热，欺肝木凋零，乃与肝木相争。肝木激而成怒，克土更甚。脾胃之土伤，难容水谷，遂腹痛而作泻矣。泻久而糟粕已尽，脾乃传肝木之气于肾，而肾见其子之气，乃相助而作恶，忘其自损母气也。红白相间者，肝不藏血而红见，肾不藏精而白见也。惟是肝内之血无多，肾中之精有限，何以能绸缪不断，如水之倾，如泉之涌也，不知六腑畏肝木之横，五脏助肾之困，交相成之也。治法急平其肝气之怒，少佐祛秽之药，则肝气不降而肾气顿收。不必止痢，脾胃之土自安，脾胃既安，何惧痢之有？方用平肝止痢汤：

白芍（一两） 当归（五钱） 栀子（二钱） 枳壳（一钱） 车前子（二钱） 甘草（一钱）

水煎服。一剂痢轻，再剂痢又轻，三剂全愈。此方全不去治痢，但去平肝而痢自止。盖痢之来也，始于肝；痢之成也，本于肾。平肝则肝气平，肝平而肾气亦平。肝肾之气平，而脾胃乌有不平者乎？今人但去治脾胃也，所以痢不能遽止耳。

此症用和腹汤亦可。

白芍（一两） 当归（五钱） 枳壳（三钱） 广木香（二钱） 甘草（一钱）

水煎服。

◆人有夏秋之间，先泻后痢，腹中疼痛，后重之极，不痢不可，欲痢不得，口渴饮水，小便艰涩，小肠作胀，人以为火邪之重也，谁知是湿热之盛乎？盖夏伤于热，必饮水过多，热虽解于一时，湿每留于肠胃，迨至秋天，寒风袭于皮毛，热必秘于脏腑，于是热欲外泄而不能，热不得不与湿相合。然而湿与热非好相识也，相合相争，而疼痛生矣，热欲下出，湿欲相留，彼此牵掣于大肠之间，而后重现矣。热欲出而不得出，则热必上焚，不得不求救于水。然而湿留于下焦，而火则忌水也，使水不能传入于膀胱，水火战斗，仍从大肠而出，此小腹之所以发胀耳。治法分解其湿热，俾浊者趋于大肠，清者入于小肠，不必用涩药以止痢也。方用分解湿热汤：

车前子（一两） 厚朴（三钱） 黄连（一钱） 甘草（一钱） 枳壳（一钱） 槟榔（一钱） 滑石末（三钱）

水煎服。一剂后重除，二剂疼胀止，三剂口渴解，痢亦全愈。此方用车前以利水，用黄连以清热，用厚朴以厘清浊，余则止秽去滞，调和于邪正之间，以解纷争也。君、相、佐、使既用之攸宜，安有不取效之捷哉！

此症用二黄汤亦神效。

泽泻（二钱） 车前子（五钱） 大黄 槟榔 滑石（各二钱） 黄连（一钱） 甘草（五分）

水煎服。二剂愈。

◆人有湿热作痢，大渴引饮，饮后又不甚快，心中懊侬，小便不利，红白相间，似脓非脓，似血非血，此是火热未解之故也。夫湿热之极，始成痢疾，但其中有湿轻热重，热轻湿重之分耳。如此等之痢，明是湿热两重之症，单消水则热存而水难降；单清火则湿在而火难除，必须两泻之，热与湿俱不能独存也。然而泻热必致伤阳，泻湿必致伤阴。治法必于补阴之中，佐以泻热湿之剂，则阴既不亏，阳亦无害。夫泻之既能损伤阴阳，则补阴亦宜补阳矣，何仅补其阴，即能不伤其阳也？不知阴阳原两相根也。泻热之药，仍走于大肠之内，虽损其阳，仍损其阴也。今补其阴，则阴不伤矣，何害于阳乎？此补阴之所以不必再补阳耳。方用滋阴止痢丹：

白芍（一两） 当归（一两） 大黄（三钱） 车前子（五钱） 槟榔（二钱） 萝卜子（三钱）

水煎服。一剂脓血减，二剂懊侬除，三剂口渴解，而痢亦顿止矣。此方奇在大黄与萝卜子并用，逐瘀秽实神，厘清浊甚速，用之于白芍、当归之内，补以行攻，有攻之益，无攻之失也。

此症用通快饮亦佳。

黄连 茯苓（各三钱） 白芍（一两） 黄芩 车前子 枳壳（各二钱） 厚朴（一钱）

水煎服。

癥瘕门（三则）

◆人有肝气甚郁，结成气块，在左胁之下，左腹之上，动则痛，静则宁，岁月既久，日渐壮大，面色黄槁，吞酸吐痰，时无休歇，人以为痞块也，谁知木郁而成癥瘕乎？夫肝木之性，最喜飞扬，不喜闭滞。肝气一郁，必下克脾胃。脾胃受克，则气不能畅行于脏腑，遇肝之部位，必致阻滞而不行，日积月累，无形化为有形，非血积而成瘕，必食积为癥也。治法舒其肝中之郁，助其脾胃之气，则有形仍化为无形矣。倘见有形，误认为食与血，妄用消食败血之剂，则脾胃之气大伤，而肝之郁仍不能解，势必其形愈大，往往有致死不悟者，不重可悲乎？方用**平肝消瘕汤**治之。

白芍（一两） 当归（五钱） 白术（一两） 柴胡（一钱） 鳖甲（三钱） 神曲（一钱） 山楂（一钱） 枳壳（一钱） 半夏（一钱）

水煎服。四剂块小，又有四剂而块又小，十剂块全消矣。此方全去平肝以解郁。郁气一舒，不来克脾胃之土，则土气自安。加白术以健脾开胃，则脾胃气旺，不畏肝气之克，则气自通，肝何阻滞之有？况用鳖甲、山楂皆是攻坚去秽之神药，何至有郁闷不舒哉！

此症用**化痞膏**外治亦可。

大黄（五钱） 人参（三钱） 白术（五钱） 枳实（三钱） 丹皮（二钱） 鳖甲（一两） 神曲（一两） 山楂（五钱） 麦芽（五钱） 厚朴（三钱） 当归（一两） 白芍（一两） 使君子肉（三钱） 两头尖（二钱） 蒲公英（一两） 金银花（一两） 生甘草（二钱） 槟榔（二钱） 防风（一钱） 川乌（一个） 香油（三斤）

锅熬以上药，煎数沸，用白布将药渣漉出，再煎，油滴水成珠，然后再入后药末：

薄荷叶（二钱） 乳香 没药（各五钱） 麝香（一钱） 赤石脂（二两） 冰片（二钱） 阿魏（三钱） 血竭（三钱）

各为末，入油内再煎，又入炒过、水飞过黄丹末一斤，收之成膏矣。贴痞块，止消一个即消。其膏药须摊得厚，不可大也。

◆ 人有气虚下陷，饮食停住于脾胃之间而成块者，久则其形渐大，悠悠忽忽，似痛不痛，似动不动，人以为痞块也，谁知是阳气不升之故乎？夫脾胃之气，日动宜升，不可一朝下陷。倘饥饱劳役，以伤其形，房帏秘戏，以伤其骨，加之厚味醇醪，不节口腹，则脾胃之气何能升哉！于是阳闭于阴之中，阴离于阳之内，阴阳两不交接，饮食不易消化矣。即能消化而气结不伸，亦能成形，但其形外大而内歉，按之如空虚之状，见假象以惑人也。治法不必治块，惟升提阳气，则脾胃无下陷之虚，气块不消而自化矣。方用补中益气汤：

人参（三钱） 黄芪（一两） 当归（三钱） 陈皮（一钱） 甘草（一钱） 白术（一两） 柴胡（一钱） 升麻（四分） 半夏（一钱）

水煎服。

补中益气汤乃提阳气之圣药也。此病原是气虚，故用黄芪补气为君。用白术一两者，以块结于腹，取其利腰脐，以通上下之气。参、归助芪、术以健脾胃之土。土气既旺，用升、柴提之，则气尤易升。癥瘕之块，未必无痰涎之壅。加半夏入于陈皮、甘草之中，则消痰而又不耗气。同群共济，发扬阳气之升，即有邪结无不散矣。况原系气块，而非食块，有不立时消化者哉？多亦不过数剂，便可奏功也。

此症亦可用加减六君子汤治之。

人参（三钱） 白术 茯苓（各五钱） 甘草 山楂 麦芽 厚朴（各一钱） 陈皮 枳壳（各五分） 神曲（一钱）

水煎服。

◆人有正值饮食之时，忽遇可惊之事，遂停滞不化，久成癥瘕者。医有作痞块治之不效，用补药治之亦不效，盖惊气之未收也。夫少阳胆气，主发生者也，一遇惊则其气郁结不伸。胆与肝为表里，胆病而肝亦病，必加怒于脾胃之土。脾胃畏木气之旺，不能消化糟粕，于是木土之气两停于肠胃之间，遂成癥瘕而不可解也。治法必须开少阳之郁为先，佐之平肝之剂，则脾胃不畏肝胆之克，自能分消水谷，何至癥瘕之不散哉？方用逍遥散治之。

白术（二钱） 白芍（五钱） 当归（三钱） 柴胡（二钱） 陈皮（一钱） 半夏（一钱） 鳖甲（三钱） 甘草（五分） 茯苓（三钱）

水煎服。一剂轻，二剂又轻，十剂全愈。逍遥散乃解郁之神药也。肝胆二经之郁结开，则脾胃之癥瘕不攻自破矣。

此症用消瘕汤亦神效。

白芍（一两） 白术 鳖甲（各五钱） 甘草 郁金（各一钱） 枳壳（五分） 天花粉 丹皮 香附（各二钱） 茯苓 巴戟（各三钱） 白豆蔻（二粒） 广木香（五分）

水煎服。

卷之八

疟疾门（五则）

◆人有发疟，先腰痛、头疼、目重，寒从背起，先寒后热，热如火炽，热止，汗出不能即干，遍身骨节无不酸痛，小便短赤，世俗皆称脾寒，此乃太阳膀胱经之疟也。夫风邪从太阳经而入，即疟邪也。惟是冬月风邪入太阳而成伤寒。若夏秋风邪入太阳而成疟耳。盖冬月之风乃至寒之风，夏秋之风乃至热之风也，风不同而病亦异。总之，无食、无痰不能成疟。夏秋之闲，明是热风作祟，裹住痰食不化，行于阴而作寒，行于阳而作热也。夫痰食之类，遇寒则停住，遇热宜流通，何反裹痰食而不化？此乃寒热酷烈，因脾胃之衰盛，以分胜负。邪旺之极，正不能敌邪，遂至野狼狈，无津液以养身体、骨节，所以酸痛也，正既不能敌邪，邪势更张，反堵截其关津路口，小便不能遽出，而邪火入之，此所以短赤也。治法健脾胃之土，散太阳之邪，消痰化食，邪无所恃而自散矣。方用**开邪散**：

白术（五钱） 茯苓（五钱） 前胡（一钱） 柴胡（一钱） 甘草（五分） 猪苓（二钱） 人参（一钱） 青皮（一钱） 枳壳（一钱） 白豆蔻（三分） 山楂（一钱） 半夏（一钱）

水煎服。一剂轻，再剂又轻，三剂全愈。此方健脾胃之气，则土旺敢与邪战。健脾胃之中，用利水化湿之药，引邪直走于膀胱太阳之经，邪从太阳而入，仍从太阳而出，在本经尤易分消耳。方中不专散太阳之邪，而兼表少阳之郁。盖少阳乃太阳之去路，早断其窜走之途，则邪不得不仍趋太阳原路而去。况消痰化食之品，无不用之得宜，则堂堂之阵，自然望旗帜而惊遁矣。

此症用**加味四君汤**亦甚效。

人参 甘草 桂枝（各一钱） 白术 茯苓（各五钱） 半夏（二钱）

水煎服。

◆人有发疟之时，身先发热，头疼鼻干，渴欲饮水，目眴眴不得眠，甚则烦躁，畏火光，厌听人声喧哗，人谓热病，谁知是阳明胃经之疟乎？夫阳明胃土也，邪入阳明，其势自大。盖阳明多气多血之经，其容水谷亦至盛，宜足以容邪，何邪入反能作祟，盖水谷之气盛，正足资盗贼之粮也。譬如贼居深山，势不甚张，及至入于城市，则妄行流毒，恣其掳掠无有止足也。阳明胃经之邪，亦复如是。若胃中水谷未足充其饥渴，必索水以救其内炎。渴甚多饮，则水停于心胃之中，心气为水所遏，不得下交于肾，则心肾两开，何能寐乎？心不能下交于肾，则肾畏火炎，何敢上交于心，以滋心中之液？自然心无所养而烦躁生，火邪更炽，伤火畏火，喜静而不喜动，人声喧哗安得不恶。总皆阳明热邪作祟也。治法可不急泻其阳明之热邪乎？然而火邪居于胃中，烁干津液，胃气必虚，但泻其邪，不补其正，则正气消亡，邪益跳梁，是终无痊可之日也。故必须补中以泻其火热之邪，则正不伤，而邪亦易解也。方用平阳汤：

干葛（二钱） 人参（三钱） 白术（五钱） 贝母（三钱） 橘红（一钱） 石膏（三钱） 麦冬（五钱） 柴胡（一钱） 茯苓（五钱）

水煎服。一剂轻，再剂又轻，四剂全愈。此方以人参、白术助脾胃之气，干葛、石膏泻阳明之火邪，贝母、橘红消阳明之痰食，麦冬滋肺经之炎，柴胡舒胆经之郁，茯苓泻太阳之滞，既攻补兼施，复彼此相制，邪安得不退避哉！

此症用伐邪汤亦效。

石膏 人参（各三钱） 半夏 柴胡（各二钱） 麦冬（五钱） 茯苓（一两） 甘草 厚朴 枳壳（各一钱）

水煎服。

◆ 人有疟病初发之时，往来寒热，口苦耳聋，胸胁胀闷作痛，或呕或不呕，人以为火热之疟也，谁知是少阳胆经之疟乎？夫风邪入于人身，不敢遽入于脏，每伏于半表半里之间，乘人虚弱而后深入，进退于表里，而寒热生焉。故进与阴相争则寒，出与阳相争则热。半表半里者，少阳之地也。疟发之时，必有寒热之兆，寒热之往来，适在少阳所主之位。口苦者，胆汁外泄也。耳聋者，胆气不舒也。胸胁胀闷作痛者，胆血有滞也。或呕或不呕者，胆邪挟痰食而上冲也。治疟之法甚多，乌可舍少阳而别治？然治少阳之疟，有偏阴偏阳之分，偏阴则多寒，偏阳则多热。有纯热无寒，有纯寒无热之时，补偏救敝，总不可离少阳而求协其和平也。方用和疟汤：

柴胡（三钱） 当归（一两） 白术（五钱） 茯苓（五钱） 半夏（一钱） 甘草（五分） 生姜（五钱） 白芍（五钱） 山楂（一钱） 青皮（一钱）

水煎服。一剂轻，二剂又轻，三剂全愈。此方无一味不入少阳之经络，又无一味不入脾胃之脏腑，祛邪复能辅正，解表随可固里，真和解之仙丹，非特祛疟之神剂也。

此疟用首攻汤亦效。

白芍（五钱） 当归（二钱） 茯苓（五钱） 半夏（二钱） 香附（三钱） 羌活（五分） 甘草 神曲（各一钱）

水煎服。

◆ 人有发疟之时，先寒作颤，寒后变热，面色苍白，善起太息之声，甚者状如欲死，或头疼而渴，人以为寒热相间之疟，谁知是厥阴肝经之疟乎？夫肝经之疟，由少阳胆经而入。若肝木自旺，则少阳之邪何敢深入？今因肝木之虚，邪遂乘机突入矣。肝气本急，邪入肝中，宜有两胁胀满之兆。兹安然不见有此等之病，是肝之大虚也。盖肝旺必怒，不怒而起太息之声者，是肝弱之极，不敢怒而又不能制其邪，故反生太息也。甚如欲死者，因气逆不能发声也。气逆则火升于上，而不易下降，咽喉自存火气而作渴矣。治法自宜急补肝以祛邪，不可纵邪以伐肝也。方用补肝祛疟汤：

白芍（一两） 当归（一两） 何首乌（生用，一两） 鳖甲（三钱） 茯苓（五钱） 青皮（一钱） 柴胡（一钱）

水煎服。一剂轻，二剂全愈。此方全不祛邪，纯补肝气，肝气旺而邪气难留。得柴胡引出于少阳之分，则邪有出路，自然易解矣。

此症用护肝汤亦效。

熟地 鳖甲（各五钱） 山茱萸（二钱） 何首乌（三钱） 白芥子（三钱） 当归（一两） 柴胡（一钱五分）

水煎服。

◆ 人有发疟之时，先寒后热，寒从腹起，善呕，呕已乃衰，热过汗出乃已，人以为感邪作疟，谁知邪盛于太阴之脾经乎？夫脾乃湿土，原易生痰，食即难化，又得风邪合之，自易成疟。夫各经之疟，俱宜兼顾脾土，岂脾土自病，反置脾于不补乎？惟是脾乃湿土，其性原湿，单补脾土，则土不能遽健，痰湿之气不能骤消，呕吐之逆未易安也。必须兼补命门之火，则土得温和之气，而痰湿自化，风邪无党难于作威，欲久踞脾而不可得矣。故治法不治脾不可，单治脾亦不可也。方用温脾祛疟汤：

白术（一两） 茯苓（五钱） 山药（五钱） 芡实（五钱） 人参（三钱） 肉桂（一钱） 炮姜（一钱） 橘皮（一钱） 半夏（一钱） 甘草（一钱） 白豆蔻（三粒）

水煎服。一剂呕吐定，二剂寒热除，三剂全愈。夫疟病多本于脾寒，此方尤治脾寒圣药，凡是脾胃虚寒而得疟症者，将方煎服无不神效，正不必问其一日、二日之疟也。

此症用**加味术苓汤**亦效。

白术（二两） 茯苓（五钱） 半夏（三钱） 肉桂（二钱） 生姜（一两） 白豆蔻（三粒）

水煎服。

虚损门（四则）

◆人有多言伤气，咳嗽吐痰，久则气怯，肺中生热，短气嗜卧，不进饮食，骨脊拘急，疼痛发酸，梦遗精滑，潮热出汗，脚膝无力，人以为痨怯之症也，谁知其先伤于气乎？夫伤气者，伤肺也。肺伤则金弱不能生水，肾经无滋化之源，何能分余润以养脏腑乎？肺金生热，则清肃之令不行，膀胱之气不化，脾胃俱失其运化之权，土亏而金益弱，金弱而水益虚，水难养肝而木燥，水难灌心而火炎。木强则侮金，火胜则克肺，欲气之旺也得乎？气衰则不能摄精，精涸则不能收汗，汗出则不能生力，此骨脊之所以酸疼，饮食懈怠而嗜卧也。治法必须先补其肺，更宜兼补脾胃。盖肺气不能自生，补其脾胃，则土能生金。脾胃为肺金之母也方用**益肺丹**：

人参（三钱） 白术（三钱） 当归（三钱） 麦冬（五钱） 北五味（三分） 柴胡（五分） 荆芥（五分） 山药（三钱） 芡实（三钱）

水煎服。四剂而脾胃之气开，又四剂而咳嗽之病止，又服四剂酸疼之疾解，又四剂潮热汗出之症痊，再服十剂，气旺而各恙俱愈。或疑损其肺者益其气，未闻损其气者益其肺也？不知益肺实益气也。肺衰则气衰，肺旺则气旺，气衰乌可不补肺哉？若补肺何能舍脾胃而他补乎？

此症亦可用**壮气汤**治之。

人参（三钱） 麦冬（一两） 甘草（三分） 百合（一两） 贝母（三分）

水煎服。

◆人有失血之后，不知节劳慎色，以致内热烦渴，目中生花见火，耳内蛙聒蝉鸣，口舌糜烂，食不知味，鼻中干燥，呼吸不利，怠惰嗜卧，又不安贴，人以为痨瘵之渐也，谁知是伤血而成之乎？夫肝藏血，失血者乃肝不藏血也。然其由，非大怒以动其血，即大劳以损其血也。虽动与损不同，而补血、养血必宜合一。无如酒、色、财、气，无非动血之媒，耳、目、口、鼻，无非损血之窍。养血者既无其方，补血者又缺其药，此失血者，往往难痊，因循误治，不至于死亡不已也。倘一见失血，即用平肝、止血之药治之，何至于濒伤不救？但失血成损，苟徒补其血，则血不可以骤生，而耗血之脏腑损于内，烁血之情欲损于外，亦必死之道也。盖补血必须补气，而养血必宜益精，使阴阳两资于上下，而中焦肝脏之血已损者能增，未损者能固也。方用缓中汤：

白芍（一两） 当归（一两） 人参（一两） 甘草（一钱） 熟地（一两） 山茱萸（五钱） 麦冬（五钱） 三七根末（三钱） 荆芥（炒黑，一钱） 炒黑姜炭（五分）

水煎服。一剂睡卧安，二剂烦渴止，十剂病减半，二十剂又减半，三十剂全愈。此方气、血、精同补之药也。然补气药少于补精血之药者，以失血之病，毕竟阴亏，吾重补其阴，而少补其阳，则阳能生阴，阳不至于大亢，阴能制阳，阴不至于太微，自然气行于血之中以生血，即血固于气之内以藏血也，宁尚有走失之患哉！况方中原有荆芥之引经，姜炭、三七根之止血，又用之无不咸宜者乎？

此症用八物汤亦佳。

白芍 山药（各五钱） 当归 熟地 麦冬（各一两） 甘草（五分） 丹皮 沙参（各三钱）

水煎服。

◆人有入房纵欲，不知葆涩，以致形体瘦削，面色痿黄，两足乏力，膝细腿摇，皮聚毛落，不能任劳，难起床席，盗汗淋漓，此损精而成痨症也。夫阴精足者其人寿，未有精虚而能长年者也。然而精足者，举世绝无其人，所以肾有补而无泻，其或病或不病，亦分之于能节与不能节耳。世人贪片刻之欢，至于死亡无论也。泄精未至于死亡，乌忍其病而不救，要不能舍填精而别求异术也。然而填精实难，泄精既多者，不特伤肾，必且伤脾，脾伤胃亦伤矣。胃为肾之关门，胃伤则关门必闭，虽有补精之药，安能直入于肾宫？是补肾必须补胃，胃与脾为表里，补胃而补脾在其中，故填精之药，断宜合三经同治耳。方用开胃填精汤：

人参（三钱） 白术（五钱） 熟地（一两） 麦冬（三钱） 山茱萸（三钱） 北五味（一钱） 巴戟天（一两） 茯苓（三钱） 肉豆蔻（一枚）

水煎服。连服十剂，精神生，饮食知味，胃气大开，再用十剂，可以起衰。再用十剂，前症顿愈。此方虽非起死之方，实系填精妙药。填精而精足，精足人可不死，然则此方正起死之方也，人亦加意而用之乎？

此症用扶弱汤亦妙。

熟地（一两） 石斛 麦冬（各五钱） 北五味子（一钱） 巴戟天 菟丝子（各三钱） 山茱萸（五钱）

水煎服。

◆人有行役劳苦，动作不休，以至筋缩不伸，卧床呻吟，不能举步，遍身疼痛，手臂酸麻，人以为痿症之渐也，谁知是损筋之故乎？夫筋属肝，肝旺则筋旺，肝衰则筋衰，损筋是损肝也，补肝其可缓乎？然肝之所以衰旺者，乃肾之故也。肾水生肝木，肾水足而肝气旺，肾水虚而肝气衰，故筋衰者必补其肝，而肝衰者必补其肾。虽然补其肾，肝受益矣。但肝又去生心，吾恐补肾以生肝，尚不暇养筋也。更须补其心气之不足，则肝不必去生心，肝木得肾之滋，枝叶条达，筋有不润者乎？方用养筋汤：

白芍（一两） 熟地（一两） 麦冬（一两） 炒枣仁（三钱） 巴戟天（三钱）

水煎服。二剂筋少舒，四剂筋大舒，十剂疼痛酸麻之症尽痊矣。此方心、肝、肾三经同治之药也。凡三经之病均可用之，非独治伤筋不足之症，在人通用之耳。

此症用舒筋汤亦效。

白芍 熟地（各一两） 甘菊 丹皮 牛膝 秦艽（各二钱） 白术（五钱） 枸杞（二钱） 葳蕤（五钱）

水煎服。

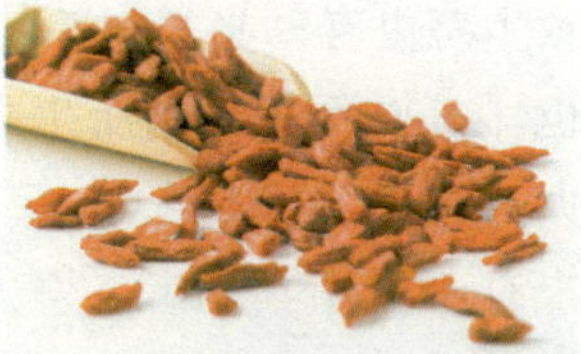

枸杞

痨瘵门（三则）

◆人有纵欲伤精，两胫酸痛，腰背拘急，行立足弱，夜卧遗泄，阴汗痿靡，精神倦怠，饮食减少，而耳飕飕如听风声，人以为传尸之痨瘵也，谁知是自伤于肾，为初起之痨瘵乎？夫人之贪色，或立而行房，或劳而纵送，或一泄未已而再泄，或已劳未息而再劳，或兴未来而黾勉强合，或力已竭而带乏图欢，或天分厚薄，服春药而快志，或材具本小，学展龟以娱心，或行疫辛苦犹然交会，或思虑困穷借以忘忧，一宵之欢遂成终身之疾，原不在妇女之众，与泄精之多也，不知节便即成痨矣。必致失血，兼之吐痰咳嗽，夜热盗汗，畏寒畏热，似疟非疟，胸中似饥非饥，似痛非痛，饮馔之类，既不能多，复不能化。失情失绪，骨蒸火动，又思色以泄其火，见色而动其意，鬼交梦遗而不可止，于是发寒发热，骨髓之中遂生痨虫，因循至死，深可伤也。治法补真精之乏，开胃气之衰，加之杀虫之药，安在将死者之不可救乎？方用**救瘵汤**：

熟地（五钱） 白芍（二钱） 山药（二钱） 沙参（三钱） 地骨皮（五钱） 麦冬（二钱） 北五味（十粒） 人参（五分） 白薇（五分） 白芥子（一钱） 鳖甲（一钱） 茯苓（一钱）

水煎服。十剂虫死，二十剂胃气大开，连服二月，精神渐旺。服一年而愈，然必须断色欲也。此方补阴居多，少加人参以助胃气，则补阴而无腻滞之忧。即所用杀虫之药，非野狼虎毒味可比，消弭于无形，所以有益无损也。此方看其平常，配合精良，以治初起之痨，实有神功耳。

此症用**救败汤**治之。

地骨皮 丹皮（各五钱） 人参（三分） 白芍（三钱） 山药（一两） 甘草（二分）

水煎服。

前病用前方妙矣，然伤肾以成前病者，世人颇多，恐一方不足以概治也。我更受异人之传，尚有一方以治前病甚效，因并志之。异人谓伤肾以致生痨虫者，必须先杀其虫，后用补肾之药，则肾经受益，否则徒补其精也。盖虫不去，则所生之精，仅足以供虫之用，虫得精之旺，虫之势愈大，与其于补中杀虫，不若先杀其虫，后补其阴之为胜。惟是杀虫之药，未有不更伤其阴者。吾方则不然，虽死其虫，而于阴仍未有损，且能开胃。方名**祛祟丹**：

鳗鱼（一条，重六两） 怀山药（三两） 芡实（一两）

水煮极烂，少加青盐同食，食完不必吃饭，一日必须食完，连汤汁饮之。一次之后，隔七日再照前食之。三次则骨中之虫无不死者，然后另用**起瘵汤**：

人参（一钱） 茯苓（三钱） 麦冬（三钱） 北五味子（十粒） 生枣仁（二钱） 熟地（五钱） 山茱萸（二钱） 巴戟天（二钱） 白芍（一钱） 白芥子（五分） 沙参（一钱）

水煎服。服一月精渐旺矣。再服一月全愈。此方平中有奇，前方奇中实平，皆异人所传，余不敢隐，愿与世共之，以救初起肾痨之病云。

◆ 人有夜卧常惊，或多恐怖，心悬悬未安，气吸吸欲尽，淫梦时作，盗汗日多，饮食无味，口内生疮，胸中烦热，终朝无力，惟思睡眠，唇似朱涂，颧如脂抹，手足心热，液燥津干，人以为肾经之痨瘵，谁知肾传于心，而心初受病乎？夫心宫宁静，邪不可侵，邪侵于心，则神必越出于外，肾痨生虫，无形之邪气犯心，尚不可救，乌容有形之虫深入哉！不知虫虽有形，而虫之气亦无形，肾气既交于心，而肾中之虫气，乌得不上交哉！虫之气与肾之气自是不同，肾气交心，而心受益，虫气交心，而心受损，何必虫入心而心始病乎？然则治法不必治心，仍治肾可也。然而徒治肾而虫在，则虫之气仍在肾，心仍受虫之害也。故救心必须滋肾，而滋肾必须杀虫。方用**起瘵至神汤**：

熟地（一两） 山茱萸（五钱） 麦冬（一两） 茯苓（五钱） 山药（五钱） 芡实（三钱） 肉桂（三分） 白术（三钱） 杜仲（一钱） 鳖甲（五钱） 百部（二钱）

水煎服。连服十剂，痨虫死矣。再服一月，肾气旺而心气安。再服一月全愈。此方全是补肾安心之剂，惟鳖甲、百部乃杀虫之药，鳖甲深攻，引百部直入于至阴之内，又是补阴而不伤于髓，虫以为养身之味，讵知是杀身之味耶？虫死而肾无异气，则心气受益，而又有麦冬、茯苓、白术之相扶，自然庆安奠于宫中，喜敉宁于殿上也。

此症用**安养汤**亦效。

人参 百部（各一钱） 山药（一两） 甘草（三分） 麦冬（五钱） 北五味十粒 白术（二钱） 茯神（三钱）

水煎服。

◆ 人有咳嗽吐痰，气逆作喘，卧倒更甚，鼻口干燥，不闻香臭，时偶有闻，即芬郁之味，尽是朽腐之气，恶心欲吐，肌肤枯燥，时作疼痛，肺管之内，恍似虫行，干皮细起，状如麸片，人以为肺经痨瘵也，谁知是心痨而传之肺乎？夫肺为娇脏，最恶心气之克，心以正火刑肺，肺尚受病，况以尸虫病气移而刑肺，肺安得而不病乎？然而肺气之伤者，伤于心之火气也。心受虫气之伤，心自顾不遑，何能分其虫气以克肺？不知心嫌虫气之侵，乃不自受，即以虫气移入于肺，而自避其毒也。况肺为肾之母，肺原能自交于肾，而肾之虫气，何独不交于肺乎？此心肾交侵，痨瘵之势，倍重于肾之传心矣。治法消心中之虫气，不若仍消肾中之虫气出。然而心肾两伤，又消两经之虫，药必先经于胃，虫未必杀而胃气先亡，则肺金大失化源，非治之善也。法宜健胃，则分布精液，心肾有益，胃又无损，则虫可得而诛矣。方用健土杀虫汤：

白术（五钱） 人参（二钱） 白薇（二钱） 万年青（一片） 熟地（一两） 麦冬（一两） 山茱萸（三钱） 生枣仁（三钱） 车前子（二钱） 贝母（一钱）

水煎服。二剂气喘少平，又二剂咳嗽渐轻，又二剂知香臭，又二剂疼痛渐止，服三月全愈。此方补胃气又不助阳，消虫气又不损液，肾足以制心，而心不至于刑肺，实治痨传肺之妙法也。

此症用护肺饮亦佳。

白术 人参 百合（各二钱） 白薇 天冬（各一钱） 麦冬（三钱） 款冬花（五分） 天花粉 桔梗（各六分）

水煎服。

梦遗门（二则）

◆ 人有用心过度，心动不宁，以致梦遗者，其症口渴舌干，面红颧赤，眼闭即遗，一夜有遗数次者，疲倦困顿，人以为肾虚之过也，谁知是心虚之故乎？夫心喜宁静，不喜过劳，过劳则心动，心动则火起而上炎，火上炎则水火相隔，心之气不能下交于肾，肾之关门大开矣。盖肾之气必得心气相通，而始能藏精而不泄。今心不能摄肾，则精焉得而不走乎？虽然心未常不恶肾之不藏也，无如心欲摄肾，而力不能也。然则治法何必治肾，补心中之虚，而梦遗自止矣。方用静心汤：

人参（三钱） 白术（五钱） 茯神（五钱） 炒枣仁 山药（各一两） 芡实（一两） 甘草（五分） 当归（三钱） 北五味（十粒） 麦冬（五钱）

水煎服。二剂遗止，十剂永不再遗也。此方大补心气之虚，全不去泻心之火。盖火之动，由于心之过劳，是火乃虚火，非心之实火也。实火可泻，虚火宜补。世人以实火泻之，此梦遗之所以不能止也。

此症用断遗神丹亦效。

人参（一两） 山药（五钱） 芡实（五钱） 麦冬（五钱） 北五味（一钱）

水煎服。

◆ 人有朝朝纵欲，渔色不厌，遂至梦遗不能止。其症腰足痿弱，骨内酸疼，夜热自汗，终宵不干，人以为肾火之作祟也，谁知是肾水涸竭乎？夫肾中水火两得其平，久战尚不肯泄，梦中之遗，实水火之不得平耳。火衰而水旺者亦能遗，火盛而水衰者亦能遗也。二者相较，火衰而遗者轻，火盛而遗者重。轻者略补火而即痊，重者非大补水而不能愈。盖火易接续，而水难滋益也。治法不必泻火，补肾水以制火可耳。方用旺水汤：

熟地（一两） 沙参（五钱） 北五味（一钱） 山药（一两） 芡实（一两） 茯苓（五钱） 地骨皮（三钱）

水煎服。连服四剂不遗矣。此方纯是补精，绝不入涩精之药，以梦遗愈涩而愈遗也。补其精则水足以制火之动，火不动精能自止，何必涩之？今不特不涩，且用通利之药者，以梦遗之人精窍大开，由于尿窍之闭也，火闭其尿窍，则水走其精窍矣，通其尿窍，正所以闭其精窍也。倘用涩药，精窍未必闭，而尿窍反闭矣，何日是止精之时哉！

此症用熟地添精丹亦佳。

熟地（二两） 麦冬 山药 芡实（各一两） 北五味（一钱）

水煎服。

阴阳脱门（二则）

◆男子久战不已，忽然乐极情浓，大泄不止，精尽继之以血，气喘而手足身体皆冷，人皆以男脱精为阳脱，女脱精为阴脱，其实男女俱有阴阳之脱，不必分男女以治之也。大约脱症俱宜治阳。盖精脱之后，精已尽亡，是无阴也。而阳气亦在将脱未脱之际，若不急救其阳气，则阳气一散，归阴甚速。况阴性迟而阳性速，徒补其阴则迂缓之极，何济于事乎？倘执补阴之说，阴已尽泄，内绝真阴之根，又从何处补起？是补阳可以续阴，而补阴难以引阳也。然阴尽继之以血，似乎血亦宜止。而止血之药，要不外涩药以闭之，但内已无阴，何从闭塞？不若用补气之剂，以助其阳气，阳旺而阴自能生，阴阳交济，气血交通，自然精生血闭，不涩之涩也。方用续阴救绝汤：

人参（二两） 白术（三两） 附子（一钱） 巴戟天（一两）

水煎服。一剂血止，二剂阴生，连服四剂，可以不死。此方补阳气之圣药也。用人参回绝，续于无何有之乡，用白术以通利其腰脐之气，用附子以追其散失之元阳，用巴戟天补其心肾之阴，仍是补阳之药，则阳回而阴亦回也。倘不用人参，止用附、术、巴戟，亦可夺命于须臾，然无参为君主之味，则附子之热无以驾驭，恐有阳旺阴消之弊，倘能以补阴之药济其后，亦不至有偏胜耳。

此症用**参附五味汤**亦大效。

人参（三两） 附子（二钱） 北五味子（三钱）

水煎服。

◆有妇人爱风月者，尽情浪战，以致虚火沸腾，阴精下脱，死去更苏，头目昏晕，止存游气，人以为阴脱也，谁知是阳脱乎？妇人主静不主动，最难泄精，以妇人满身纯阴，肾中独存阳气也。男子成仙者，采妇人之阳气，以为丹母，然而采者多，而能得之者绝少。凡妇人泄精必自动之极，而漏泄之时，其乐有不可言者，正泄其阳气也。阳气之泄，将一身骨髓之真阳，尽从胞胎之管而喷出，然亦止泄其气，而非泄其精也。惟火动之极，则肝气大开，血不藏矣，血不藏则精亦不能固，而肾中之真阴，亦随之俱泄。当此之时，妇人乃动极而不能自止，情愿身死以殉，故愈动而愈泄，而及至精尽一笑而亡。惟藉男子紧抱其身，以嘴哺气，阳不离阴之户，然后死去还魂，是阳脱而阴尚未绝耳，可不急救其阴乎？然而救阴不能回阳，必须仍救阳也。方用**回阳救阴丹**：

人参（三两） 黄芪（三两） 当归（一两） 茯神（五钱） 生枣仁（三钱） 北五味子（一钱）

水煎服，一剂阳回，二剂阴生。然后方中再加熟地一两，山茱萸五钱，一剂煎饮，连服一月，可以还元如故。此方先用参以挽回于一时，后用熟地、山药以善后于平日。盖人参实能救脱以回阳，而不能救涸以填阴。先补阳而后补阴，则已脱之精可生，未脱之气易长，庶不至阳旺而阴消也。

此症用**参术汤**亦可救。

人参（三两） 白术（三两）

水煎服。

淋证门（二则）

◆人有小便流白浊者，如米泔之汁，如屋漏之水，或痛如刀割，或涩似针刺，溺溲短少，大便后急，此膀胱之火壅塞也。此症大约得之入房不使畅泄而忍精者居多。夫人精泄之时必由腰肾而上趋夹脊，透泥丸而下喉咙，百节骨髓，无不同趋下走于阴器而出。倘少遏抑之，则精即止遏于中途而不得散，欲反原旧之百骸而不可得，于是不得已而走膀胱之路，欲随溺而泄也。夫膀胱化水而不化精，且与肾为表里，尤不肯将肾中之精外泄，故闭塞其口而精不得出。膀胱因精在门外，不敢化水而水不行，水不行而火乃炽，于是熬干水液，精色变而为浊。遂得下润于膀胱，而膀胱仍不受也，乃自流于阴器而出矣。治法泻膀胱之火，佐之以利水之味，则火随水流，精亦随火而散矣。方用**散精汤**：

刘寄奴（一两） 车前子（五钱） 黄柏（五分） 白术（一两）

水煎服。一剂即愈。此方用白术以利腰脐之气，用车前以利水，用黄柏以泄膀胱之火，用寄奴以厘清浊，而此味性速，无留滞之虞，取其迅逐行水止血，不至少停片刻也。

此症用**桂车汤**亦效。

车前子（一两） 肉桂（三分） 知母（一钱） 王不留行（二钱）

水煎服。一剂即通。

◆ 人有小便流赤浊者，似血非血，似溺非溺，溺管疼痛，人以为血淋也，谁知是气虚血壅乎？夫气旺则血行，气衰则血闭。然气虚之人，多不能忍精而战，不能忍而必欲忍，则精塞水窍，气衰不能推送以出，由是积而内败，化为脓血矣。精化为血，而血无所归，仍流于膀胱，膀胱不能化血，随其自流。精化之血，相火犹存，火性作祟，所以疼痛也。虽然精即化血，精何能多，血亦宜少，何终日流而不能止？不知精与血同类也。精既化血，则血以引精，何有底止乎？治法急宜止血为主，然不可徒止血也。止血必须补气，盖气能化血也。方用**断血汤**：

黄芪（一两） 当归（五钱） 三七根末（三钱） 茯苓（三钱） 丹皮（三钱）

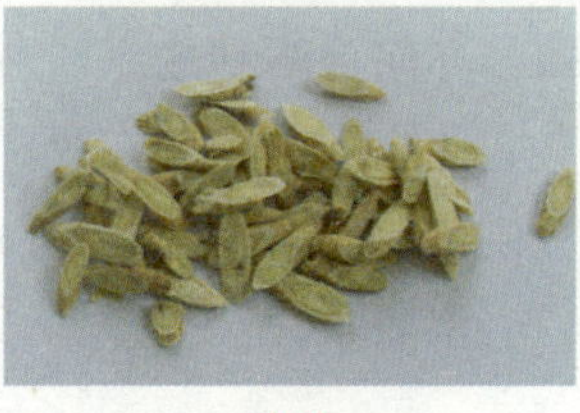

黄芪

水煎服。一剂血淋止，二剂全愈。此方用黄芪以补气，用当归以补血。气既旺，无难推送夫败浊矣。况所化精血，久已外出，所流者乃旧血，而非败血也。今用补气、补血之药，以生新血，新血一生，旧血自止，况有三七根之善于止血乎？方中用丹皮以清血中之火，茯苓以分其水中之血，自然清浊不至混杂，壅阻得以疏通也。世人不知治血淋之法，以湿热治之，往往至于困顿耳。

此症用玄车丹亦甚效。

玄参　车前子（各一两）

水煎服。二剂即愈。

卷之九

大便闭结门（二则）

◆人有大便闭结者，其症口干舌燥，咽喉肿痛，头目昏晕，面红烦躁，人以为火盛闭结也，谁知是肾水之涸乎？夫肾水为肺金之子，大肠与肺为表里，肺能生子，岂大肠独不能生水乎？不知金各不同，金得清气则能生水，金得浊气不特不能生水，反欲得水以相养，故大肠得气之浊，无水则不能润也。虽然大肠之开阖，虽肾水润之，亦肾火主之也。而肾火必得肾水以相济，无肾火，而大肠洞开矣。无肾水以济肾火，则大肠又固结而不得出，故肾虚而大肠不通，不可徒泻大肠也，泻大肠愈损其真阴矣。此等之症，老人最多，正以老人阴衰干燥，火有余而水不足耳。治法但补其肾中之水，则水足以济火，大肠自润矣。方用濡肠饮：

熟地（二两）　当归（一两）　肉苁蓉（一两，水洗，淡水浸，一日换水五次）

水煎，空腹服。一连数剂，无不通者。此方用熟地补肾，用当归生血润肠，用苁蓉性动以通便，补阴而非亡阴，于老人尤宜，而少年肾虚之辈，亦何独不利哉。

此症用濡肠汤亦效。

熟地　当归（各一两）　升麻（五分）　牛膝（三钱）

水煎服。

◆人有大便闭结，小腹作痛，胸中嗳气，畏寒畏冷，喜饮热汤，人以为火衰闭结也，谁知是肾火之微乎？夫大肠属金，金宜畏火之刑，何无火而金反闭耶？不知顽金非火不煅，所以大肠必得火始能开阖。大肠者，传导之官也，有火则转输无碍，无火则幽阴之气闭塞，其输挽之途，如大溪巨壑，霜雪堆，结成冰冻，坚厚而不可开，倘得太阳照临，则立时消化，非大肠有火则通，无火则闭之明验乎？然而大肠本经，不可有火也。火在大肠，则大肠有太热之虞；火在肾中，则大肠无大寒之惧。倘肾中无火，则大肠何以传化水谷哉。治法必须补肾中之火，不必通大肠之结也。方用**温肠开闭汤**：

巴戟天（一两） 白术（一两） 熟地（一两） 山茱萸（五钱） 附子（二钱）

水煎服。此方用巴戟、熟地、山茱萸以补肾，至阴之中，仍有至阳之气，又用白术以利腰脐。因附子直通其肾，迅达于膀胱，则火气熏蒸，阳回黍谷，雪消冰泮，何至固结闭塞哉！

此症用**暖阳汤**亦效。

白术 肉苁蓉（各一两） 附子（一钱）

水煎服。

小便不通门（二则）

◆人有小便不通，点滴不能出，急闷欲死，心烦意躁，口渴索饮，饮而愈急，人以为小肠之热极也，谁知是心火之亢极乎？夫心与小肠为表里，小肠热极而癃闭，乃热在心而癃闭也。盖小肠之能开阖者，全责于心肾之气相通也。今心火亢热，则清气不交于小肠，惟烈火之相迫，小肠有阳无阴，何能传化乎？小肠既不能传化，膀胱何肯代小肠以传化耶？况心肾之气，既不入于小肠，亦何能入于膀胱，以传化夫水哉！治法泻心中之火，兼利其膀胱，则心肾气通，小便亦通矣。方用**凉心利水汤**：

麦冬（一两） 茯神（五钱） 莲子心（一钱） 车前子（三钱）

水煎服。二剂水出如注，四剂全愈。此方补心之药，即凉心之药也。在心既无太亢之虞，在小肠又宁有大干之患？况又有滑利淡渗之味以通其水，则心气自交于肾，肾气自交于膀胱，气化易于出水，岂尚有不通之苦哉！

◆人有小便闭结，点滴不通，小腹作胀，然而不痛，上焦无烦躁之形，胸中无闷乱之状，口不渴，舌不干，人以为膀胱之水闭也，谁知是命门之火塞乎？夫膀胱者决渎之官，肾中气化而能出，此气即命门之火也。命门火旺，而膀胱之水通；命门火衰，而膀胱之水闭矣。或曰：小水之勤者，由于命门之火衰也。火衰正宜小便大利，何反至于闭塞也？不知命门之火，必得肾水以相养，肾水衰而火乃旺，火旺者，水无力以制之也。无水之火，火虽旺而实衰；无火之水，水欲通而反塞。命门火衰而小水勤，衰之极者，勤之极；勤之极者，闭之极也。人见其闭，错疑是膀胱之火，反用寒剂，愈损其命门之火，膀胱之气益微，何能化水？改投利水之药，转利转虚矣。治法必须助命门之火然徒助命门之火，恐有阳旺阴消之虑，必须于水中补火，则火生于水之中，水即通于火之内耳。方用**八味地黄汤**：

熟地（一两） 山茱萸（五钱） 丹皮（三钱） 山药（五钱） 泽泻（三钱） 伏苓（五钱） 肉桂（三钱） 附子（一钱）

水煎服。一服即如注。八味汤乃水中补火之圣药也。水中补火，而火无大炎之惧；火中通水，而水无竭泽之虞。即久闭而至于胞转，以此方投之，无不奏功于眉睫，况区区闭结哉！

此症用**行水汤**亦甚效。

熟地（二两） 巴戟天 茯神 芡实（各一两） 肉桂（二钱）

水煎服。

内伤门（四则）

◆ 人有好食肥甘烹炙之物，遂至积于胸胃，久而不化，少遇风邪，便觉气塞不通，人以为伤风之外感也，谁知是内伤于食，因而外感乎？凡人胃气若强，则土能生金，肺气必旺，外邪不能从皮毛而深入也。惟胃气之虚，则肺金亦虚，邪始能乘虚而入。然胃不能自强，必假饮食之助，故胃气开则食易消，胃气闭则食难化，食易消则胃强，食难化则胃弱。世人多食，本欲助胃也，谁知多食反以损胃乎？胃损则胃弱，胃弱则肺何能强以外卫夫皮毛乎？是邪因内伤而入，非邪无引而直入也。治法乌可纯治外感哉！方用**护内汤**：

白术（三钱） 茯苓（三钱） 麦芽（一钱） 山楂（五钱） 甘草（一钱） 柴胡（一钱） 半夏（一钱） 枳壳（五分） 神曲（八分） 肉桂（二分）

水煎服。一剂气塞通，二剂全愈。此方乃消食神剂，又能祛逐外邪，且不伤胃气，真治内伤感邪初起之良法也，所以二剂奏功耳。

此症用**参茯甘桔汤**亦效。

山楂（十粒） 麦芽 人参 桔梗（各一钱） 枳壳 甘草（各五分） 茯苓（三钱）

水煎服。

◆ 人有饥饱劳役，伤损津液，以致口渴舌干，又感风邪，头痛发热，人以为外感也，谁知是内伤于阴乎？夫人身非血不养，血足而津液自润，伤血而津液自少，血少则皮肤无养，毛窍空虚，风尤易入。然风虽入于皮肤，而不能骤进于经络，以阴虚而阳未衰也。阳与邪战而发热，故头痛耳。治法不必补阳，补其阴血之虚少，佐之祛风之味，则阴阳和合，邪安能久留哉？方用**养阴辟邪丹**：

当归（五钱） 白芍（五钱） 柴胡（一钱） 甘草（一钱） 蔓荆子（五分） 川芎（三钱） 天花粉（一钱） 茯苓（三钱）

水煎服。一剂邪解，二剂全愈。此方补血以养阴，则津液自生，原因津液之亏而邪入，津液足而邪有不出者乎？况川芎、蔓荆子能祛头上之邪，柴胡，炙甘草更善解纷之妙，天花粉与茯苓善消痰利湿，引邪尽从膀胱而去。治阴虚内伤感邪，莫良于此。倘用攻于补阳之中，则阳旺阴消，邪转炽矣，乌能速愈哉！

此症**养津汤**亦可用。

柴胡 半夏 甘草 蔓荆子（各一钱） 丹皮 麦冬（各三钱） 玄参（四钱） 神曲（五分）

水煎服。

◆人有饥饱劳役，又感冰雪之气，或犯霜露之感，遂至腹痛畏寒，身热不解，人以为外感之症也，谁知是阳气之内伤乎？凡人阳气壮盛者，虽受冰雪霜露而亦不惧，惟饥饱损其脾胃，劳役困其体肤，则脏腑经络自先虚冷，此邪之所以易入也，虽有外邪，俱作正虚治之。况腹痛畏寒，尤是虚冷之验，外身虽热，内寒又何疑乎。方用**加味六君子汤**治之。

人参（一钱） 白术（五钱） 茯苓（三钱） 陈皮（五分） 甘草（一钱） 半夏（五分） 肉桂（一钱） 柴胡（一钱）

水煎服。一剂痛止，而荡其内寒也。倘疑身热而外邪之盛，纯用祛风利湿之剂则损伤阳气，不啻下石，势必变症蜂起，成不可治之症矣。

此症用**双桂汤**亦效。

白术（五钱） 茯苓（三钱） 肉桂 甘草（各一钱） 桂枝 羌活（各五分）

水煎服。

◆人有怀抱素郁，闷闷昏昏，忽然感冒风寒，身热咳嗽，吐痰不已，虽似外感，谁知是肝气不舒，因召外感邪。夫肝气最喜条达，一遇忧郁之事，则涩滞而不可解，正喜外风之吹动，则内郁可舒。无如内郁之甚，则木中生火，风火相合，而热乃炽也，故感冒风寒，所以作热。风火作威，肝不畏金之克，反去侮肺，肺气不甘，两相战斗，肺又惧火刑，呼救于肾子，而咳嗽生矣。虽有津液，又为肝中风火所耗，而津液变为痰涎。治法自宜急散肺中之风，然风虽散，而火尤存，则火以引风，非救本之道也。尤宜舒肝之郁，则火息而风尤易散也。方用逍遥散加味治之。

柴胡（一钱） 白芍（三钱） 当归（三钱） 甘草（一钱） 白术（一钱） 陈皮（五分） 茯苓（二钱） 炒栀子（一钱） 半夏（一钱）

水煎服。一剂身热解，二剂咳嗽除，三剂全愈。此方解郁之圣药，亦祛风之神剂也，直入肝中，舒泄其湮郁之气，郁解而风自难留。加入半夏以消痰，栀子以退火，更能相助为理，所以奏功益捷也。

此症用舒解散亦效。

白芍 当归（各二钱） 天花粉 香附（各一钱五分） 青皮 神曲（各五分） 甘草（一钱）

水煎服。

疝气门（附奔豚三则）

◆人有感浸寒湿，睾丸作痛者，冷即发痛不可忍，此湿气之入于肾经也。夫湿侵于肾，宜病在腰，何以腰不痛而痛在睾丸乎？不知睾属肾，肾气不至睾丸，则外势不能振兴。盖因肾得湿则寒，寒在肾即寒在睾丸，而气结于腰肾之中，宜睾丸之不应矣。其睾丸作痛者，因疝气之成，虽成于肾气之寒，亦成于睾丸之湿也。当日泄精之后，人坐于寒湿之区，内外两感，睾丸独受之矣。治法温其肾中之寒，消其睾丸之湿，病去如扫矣。方用救丸汤：

肉桂（二钱） 白术（二两） 茯苓（一两） 薏仁（一两） 橘核（一钱）

水煎服。一剂、二剂轻，三剂痛除，十剂全愈，不再发也。此症乃少阴肾经之病，肾中寒极，而肾气不通；肾中湿重，而肾气更滞。去其寒湿，而肾气自行于睾丸之内。况肉桂、橘核尤善入睾丸，自然手到功成也。

此症亦可用桂荔汤：

白术（二两） 肉桂（二钱） 山药（一两） 小茴香（二钱） 荔枝核（三个，敲碎）

水煎服。

◆ 人有感浸湿热，亦睾丸作痛，遇热即发，然痛不至甚，此热气之入于肾经也。夫肾最恶热，肾中虚火自旺，尚有强阳不倒之虞。况邪火相侵，热以济热，睾丸作痛，乌能免哉！但火性甚急，火痛宜不可久，何终年累月不愈？即或临时无恙，遇热复发者何为也？盖因热而又得湿耳。热性急而湿性迟，湿热交攻，热欲散而湿留，湿欲润而热燥，睾丸之内，竟成阴阳乖异，求其不痛得乎？治法去其湿热之气，疝病自除矣。方用利丸汤：

茯苓（一两） 薏仁（一两） 沙参（二两）

水煎服。一剂轻，二剂又轻，十剂断根，不再发也。此方以茯苓、薏仁分消其湿气，以沙参化其肾中之热，且沙参善能治疝，故两用之而成功耳。

此症用沙参汤亦甚效。

茯苓 白术 沙参（各一两） 甘草（一钱） 丹皮（五钱） 肉桂（二分）

水煎服。

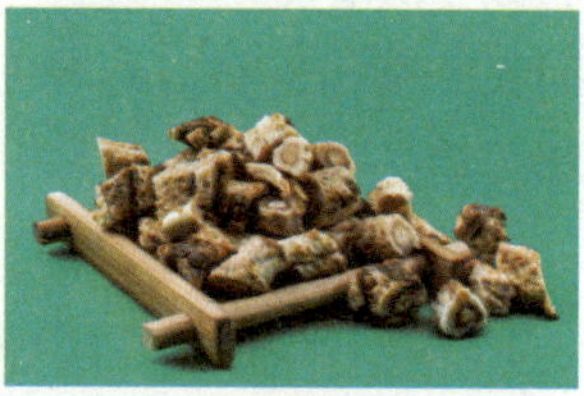
沙参

◆ 人有睾丸作痛，气上冲于肝，两胁胀满，按之益疼，人以为阴寒在腹，谁知是厥阴之气受寒也。盖睾丸不独通肾，而且通肝。阴器者，宗筋之聚也。筋属肝，睾丸可升可降，其膜实联系于阴器之间，故肝病而筋亦病，筋病而睾丸亦病矣。睾丸之痛，上冲于肝者，正显同气者其病亦同，乃肝气之冲于睾丸耳。方用睾丸汤：

白芍（二两） 小茴香（三钱） 橘核（一钱） 柴胡（一钱） 沙参（五钱）

水煎服。一剂痛少止，二剂痛大止，三剂两胁之胀满尽除，四剂全愈。此方平肝气而不冲于睾丸，得小茴香、橘核、沙参之类散睾丸之邪，两丸安奠，何至上下相连而痛哉！

此症用解疝汤亦神。

肉桂（二钱） 白芍 白术（各二两） 柴胡（一钱） 沙参（五钱）

水煎服。

阴痿门（二则）

◆ 人有交感之时，忽然阴痿不举，百计引之，终不能鼓勇而战，人以为命门火衰，谁知是心气之不足乎？凡入房久战不衰，乃相火充其力也。阴痿不举，自是命门火衰，何谓是心气不足？不知君火一动，相火翕然随之，君火旺而相火又复不衰，故能久战不泄。否则君火先衰，不能自主，相火即怂恿于其旁，而心中无刚强之意，包络亦何能自振乎？故治阴痿之病，必须上补心而下补肾，心肾两旺，后补命门之相火，始能起痿。方用**起阴汤**：

人参（五钱） 白术（一两） 巴戟天（一两） 黄芪（五钱） 北五味子（一钱） 熟地（一两） 肉桂（一钱） 远志（一钱） 柏子仁（一钱） 山茱萸（三钱）

水煎服。连服四剂而阳举矣，再服四剂而阳旺矣，再服四剂，必能久战不败，苟能长服至三月，如另换一人，不啻重坚一番骨，再造一人身也。此方大补心肾之气，不十分去温命门之火，而火气自旺。世人不识补心以生火，则心气既衰，火旺则焚心矣。不识补肾以生火，则肾水既亏，而火旺则损肾矣。心焚而肾损，虽火旺何益乎？及足以烧干阴血，势必阳旺阴消，而不可救耳。

此症用**济阳丸**亦妙。

人参（六两） 黄芪（半斤） 鹿茸（一个，酒浸切片，又切作小块，粉炒） 龟膏（半斤） 人胞（一个，火焙） 麦冬（四两） 北五味（一两） 炒枣仁（三两） 远志（二两） 巴戟天（半斤） 肉桂（三两） 白术（八两） 菟丝子（一斤） 半夏（一两） 砂仁（五钱） 黄连（八钱） 神曲（一两）

各为末，蜜为丸，每日白滚水送下五钱，服一月阳举矣，且能善战。

◆ 人有精薄、精冷，虽亦能交接，然半途而废，或临门即泄，人以为命门之火衰，谁知是脾胃之阳气不旺乎？夫脾胃属土，土生于火，脾胃之阳气不旺，仍是命门之火衰。盖命门之火乃先天之火，脾胃之土乃后天之土也。后天之土，本生于先天之火，先天之火不旺，则后天之土不能生。然脾胃之土虽属后天，而其中未常无先天之气，命门之火寒，则脾胃先天之气，何能生哉？命门既不能生脾胃先天之气，而脾胃后天之气益加衰微，欲其气旺而能固，精浓而不薄，乌可得乎？治法必须补先天命门之火，更补后天脾胃之土，则土气既旺，火又不衰，庶几气温精厚乎？方用**火土既济丹**：

人参（一两） 白术（一两） 山茱萸（一两） 菟丝子（一两） 山药（五钱） 巴戟天（一两） 肉桂（一钱）

水煎服。连服十剂而精厚矣，再服十剂而精温矣，再服三月永不再弱。是方健脾胃之土，仍是补命门之火，湿气去而精纯，寒气去而精暖，寒湿既除，除气消亡而阳气健旺，何至成怯弱之病哉！

此症用旺土丹亦甚佳。

人参（六两） 白术 黄芪（各一斤） 巴戟（一斤） 茯苓（五两） 山萸肉（半斤） 菟丝子（八两） 肉豆蔻（二两） 北五味（一两） 肉桂（三两） 破故纸（四两） 杜仲（八两） 山药（八两） 芡实（八两） 神曲（三两）

各为末，蜜为丸，每日白滚水送下五钱，服一月，阳事改观，而精亦不薄冷矣。

痰证门（五则）

◆ 人有肠胃之间，沥沥有声，饮水更甚，吐痰如涌，人以为痰饮之病，谁知是胃气之虚乎？夫胃为水谷之海，饮食无不入于胃中，游溢精气，上输脾胃，下输膀胱，水精四布，五经并行，此胃气之旺而然也。倘胃气一虚，仅能消谷，不能消水，由是水入胃中，不存于胃而下流于肠，故沥沥有声也。其症初犹不觉，久之水之精华，变为混浊，遂成痰饮，团聚于呼吸难到之处而上涌矣。然则痰之来也，由于胃气之虚，痰之成也，由于水气之盛。治痰必先消水，消水必先健胃，但徒补胃土，而胃气不能自旺。盖胃气之衰，由心包之气弱也，补胃土必须补心包之火耳。方用散痰汤：

白术（三钱） 茯苓（五钱） 肉桂（五分） 陈皮（五分） 半夏（一钱） 薏仁（五钱） 山药（五钱） 人参（一钱）

水煎服。此方即二陈汤之变也。二陈汤止助胃以消痰，未若此方助心包以健胃。用肉桂者，不特助心包之火，且能引茯苓、白术入于膀胱，以分消其水湿之气，薏仁、山药又能燥脾，以泄其下流之水，水泻而痰涎无党，不化痰而化精矣，岂尚有痰饮之不愈哉！

此症用运痰汤亦效。

人参 半夏（各三钱） 茯苓（一两） 陈皮（三分） 益智仁（五粒） 肉桂（一钱）

水煎服。

◆ 人有水流胁下，咳唾引痛，吐痰甚多，不敢用力，人以为悬饮之病，谁知是胃气之怯乎？夫饮水宜入于肠，今入于胁，乃胃气之逆也。第胃不怯，则胃之气不逆，胃气旺而水怯，胃气怯而水旺。欲使水逆而归于顺，必使胃旺而后可导其水势之下行，提其胃气之上升，自然怯者不怯，逆者不逆也。方用弱痰汤：

人参（一钱） 茯苓（五钱） 荆芥（一钱） 薏仁（一两） 陈皮（五钱） 天花粉（三钱） 枳壳（三分） 白芥子（二钱）

水煎服。上能消膜膈之痰，下能逐肠胃之水，助气则气旺而水降矣。倘徒用消痰之药，不补其胃气之虚，则气降而水升，泛滥之祸不止矣。

此症用加味四君汤亦效。

人参 白芍（各三钱） 白术 茯苓（各五钱） 陈皮（五分） 益智仁（一钱） 甘草（三分）

水煎服。

◆人有痰涎流溢于四肢，汗不出而身重，吐痰靡已，人以为溢饮之病，谁知是胃气之壅乎？夫天一生水，流灌无处不到，一有瘀蓄，则秽浊丛积，水道泛滥而横流旁溢矣。凡水必入胃，胃通而水何能积？惟胃土有壅滞，水不走膀胱而顺流，乃由胃而外渗于四肢，四肢无泄水之路，必化汗而出。然水能化汗，由于胃气之行也。今胃既壅阻，胃气不行，何能化汗，水又何从而出？身重者，正水湿之征也。四肢水湿不能出，自然上涌而吐痰矣。治法必顺其性，因势利导之，庶几泛滥之害可除。开胃土之壅，而膀胱小肠之水道自通。然土壅由于肝木之克，宣肝气之郁，补胃气之虚，胃壅可开矣。方用启闭汤：

白术（三钱） 茯苓（五钱） 白芍（三钱） 柴胡（五分） 猪苓（一钱） 厚朴（一钱） 泽泻（一钱） 半夏（一钱）

水煎服。连服四剂而痰消，再服四剂而身轻矣。此方即四苓散之变也。加入柴、芍以舒肝，加入厚朴以行气，加入半夏以消痰，自然气行而水亦行，气化而痰亦化矣。

此症用白花饮亦佳。

白术（五钱） 薏仁 茯苓（各一两） 甘草（五分） 天花粉（三钱） 柴胡（一钱） 枳壳（五分）

水煎服。

◆人有咳逆倚息短气，其形如肿，吐痰不已，胸膈饱闷，人以为支饮之症，谁知是胃气之逆乎？夫胃为水谷之海，宜顺不宜逆，顺则水化为精，逆则水化为痰。然逆有深浅之不同，逆浅而痰入于胸，逆深而痰入于膈。然而胃气之逆，致痰饮上行，竟入于胸膈之间，则其逆亦甚。而逆何以至此也？胃为肾之关，肾虚而气冲于胃，则胃失其启阖之权，关门不闭，反随肾气而上冲，肾挟胃中之痰而入于肺，肺得水气而侵，故现水肿之状，咳逆倚息之病生。其症似乎气之有余，而实气之不足，故短气而不可以接续也。治法转胃气之逆，而痰可降，补肾气之虚，而胃可顺矣。方用**转胃汤**：

山药（一两） 薏仁（一两） 人参（一两） 白术（五钱） 牛膝（三钱） 附子（一分） 陈皮（三分） 苏子（二钱） 麦冬（一两） 白芥子（三钱）

水煎服。一剂胃气平，二剂胃气转，三剂咳逆短气之症除，四剂全愈。此方转胃为名，而实所以转肾气之逆也。肾逆而后胃逆，然则肾转正所以转胃也。此等之病，非此大剂，则胃之气必不能通于胃之中，而肾之气必不能归于肾之内，倘日日治痰，则耗损胃气，而肾气益逆，何日是降痰之时哉？势不至于死不已也。

此症用**加味参术苓桂汤**亦佳。

人参 茯苓 麦冬 山药（各五钱） 白术（一两） 破故纸（一钱） 苏子 肉桂（各一钱）

水煎服。

◆ 人有终日吐痰，少用茶水则心下坚筑，短气恶水，人以为水在于心，谁知火郁于心乎？夫心属火，最恶者水也，若心气不虚，水之入胃，正足以养心，而水亦不敢直入以犯之。惟心气之虚，火先畏水，而水即乘其畏以相攻，火欲出而不得出，自郁于内而气不得宣，故筑动而短气，非气之真短也。火既与水相战，则水正火之仇也，伤水恶水又何疑乎？治法不可徒利乎水也，利水必先消痰，而消痰必至损胃，胃气损而心气愈虚，水与痰终难去也。必须补心以生胃，散郁以利水，则火气旺而水不能侵，自不至停于心下而变为湿痰也。方用**胜水汤**：

茯苓（一两） 车前子（三钱） 人参（三钱） 远志（一钱） 甘草（三分） 菖蒲（一钱） 柴胡（一钱） 白术（一两） 陈皮（五分） 半夏（一钱）

水煎服。一剂轻，二剂又轻，四剂全愈。此方六君子之变也。补心散郁并而行之，心气健而火气自通，火气通而胃之气自旺，土旺自能制水，何畏于水之攻心哉！

此症用**加减运痰汤**亦效。

人参（三钱） 茯神（一两） 益智仁（一钱） 菖蒲（一钱） 泽泻（五钱） 肉桂（五分）

水煎服。

卷之十

鹤膝门（二则）

◆ 人有足胫渐细，足膝渐大，骨中酸疼，身渐瘦弱，人以为鹤膝之风，谁知水湿之入骨乎？夫骨最坚硬，湿邪似难深入，何竟入于膝乎？此因立而行房所成也。凡人行房，必劳其筋骨，至于精泄之后，则髓必空虚，髓空则骨空，邪即乘其虚空而直入矣。若膝则筋骨联接之处，骨静而膝动，动能变而静不能变也。不变者形消，能变者形大。但其病虽成于肾精之虚，而治病断不可单治其肾，因所犯者湿耳。湿乃阴邪，阴邪必须以阳气祛之。肾之精，阴水也。补精则精旺，阴与阴合，阴无争战之机，不战而邪何能去？故不当补精而当补气。方用**蒸膝汤**：

生黄芪（八两） 金钗石斛（二两） 薏仁（二两） 肉桂（三钱）

水煎二碗，先服一碗，即拥被而卧，觉身中有汗意，再服第二碗，必两足如火之热，切戒不可坐起，任其出汗，至汗出到涌泉之下，始可缓缓去被，否则万万不可去也。一剂病去大半，再剂病全愈。此方补气未免太峻，然气不旺不能周遍于一身，虽用利湿健膝之药，终不能透入于邪所犯之处，而祛出之也。第大补其气，而不加肉桂之辛热，则寒湿裹住于膝中，亦不能斩关直入于骨髓而大发其汗也。至于绝不治风者，以此病原无风也。若作风治，愈耗其气，安得取效哉！

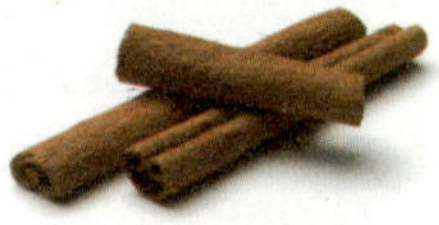

肉桂

此症用**加味芪桂汤**亦妙。

黄芪（三两） 肉桂（三钱） 破故纸（二钱） 牛膝（三钱）

水煎服。服必有大汗如雨，二服愈。

◆ 鹤膝之症有二，一本于水湿之入骨，一本于风湿之入骨也。则条乃言水湿入骨，未言风湿入骨之症。大约水湿之病，骨重难移；风湿之症，骨轻可走，至于酸痛则一也。虽然酸痛亦有微别，水湿之痛在一处而不迁，风湿之痛移来移去而无定。治法不可徒治风湿也，用**散膝汤**治之。

黄芪（五两） 防风（三钱） 肉桂（五钱） 茯苓（一两）

水煎服。服后亦拥被而卧，听其出汗，不必惊惶，汗出愈多，去病愈速。夫黄芪原畏防风，得防风而功更大。吾多用黄芪，正恐人之难受，加入防风，能于补中以行其气。得肉桂之辛散，引入阳气，直达于至阴之中。又得茯苓共入膀胱，利水湿之邪，内外兼攻，内既利水而外又出汗，何风湿之不解哉！惟是大汗淋漓，人恐有亡阳之惧，谁知用散药以出汗，若为可虑，今用黄芪补气以出汗，乃发邪汗而非损正汗也。邪汗能亡阳，正汗反能益阳耳，所以二剂而收全功也。

此症用**薏术防桑汤**亦效。

防风（三钱） 桑叶（二两） 陈皮（一钱） 破故纸（二钱） 薏仁（一两） 白术（一两）

水煎服。亦必出大汗而愈，只消一剂也。

遗尿门（二则）

◆人有夜卧遗尿者，其人畏寒喜热，面黄体怯，大便溏泄，小水必勤，人以为小肠之虚，谁知肾气之虚乎？夫肾与膀胱为表里，膀胱之开阖，乃肾主之也。盖膀胱奉令于肾，肾寒则膀胱自不尊肾之令，故肾不闭而膀胱亦不闭也。治法约肾之水而水寒，不若温肾之水而水缩也。方用**温泉饮**：

白术（一两） 巴戟天（一两） 益智仁（三钱） 肉桂（一钱）

水煎服。一剂即止遗，连服四剂，不再遗矣。此方脾肾两补之法。肉桂温命门之寒，益智断膀胱之漏，且白术通腰脐之气，自然病与药宜。盖遗尿之病，虽成于肾寒，亦由腰脐之气不通，则水不走于小肠，而竟走于膀胱也。通其腰脐之气，则水迂回其途，自走小肠。小肠与心为表里，而心气能摄之而不遽遗也。且白术又上能补心之气，心气虚则水泻，心气旺而水又难泻矣。心肾交而泉温，亦心肾交而泉缩矣。

此症可用**萸术益桂汤**治之。

山茱萸（五钱） 白术（一两） 肉桂（一钱） 益智仁（一钱）

水煎服。

◆人有年老遗尿者，不必夜卧而遗也，虽日间不睡而自遗，较前症更重，此命门寒极不能制水也。夫老人孤阳，何至寒极而自遗乎？盖人有偏阴偏阳之分，阳旺则有阴虚火动之忧，阳衰则有阴冷水沉之患。少年时，过泄其精，水去而火又何存？水火必两相制者也，火无水制则火上炎，水无火制则水下泄。老人寒极而遗，正坐水中之无火耳。惟是补老人之火，必须于水中补之，以老人火衰，而水亦不能甚旺也。方用**八味地黄汤**：

熟地（一两） 山茱萸（一两） 山药（五钱） 茯苓（二钱） 泽泻（一钱） 丹皮（一钱） 附子（一钱） 肉桂（一钱）

水煎服。连服二剂，溺即止矣，服十日全愈。约照此方分两，修合丸散，每日服一两，永不再遗。八味地黄汤正水中补火之圣药。水中火旺，则肾中阳气自能通于小肠之内，下达于膀胱。膀胱得肾之气，能开能阖，一奉令于肾，何敢私自开关，听水之自出乎？气化能出，即气化能闭也。惟是八味汤中，茯苓、泽泻过于利水，老人少似非宜，丹皮清骨中之热，遗尿之病助热而不可助寒，故皆略减其分量，以制桂、附之横，斟酌得宜，愈见八味汤之妙。然此方但可加减，而不可去留，加减则奏功，去留则寡效也。

此症亦可用**助老汤**治之。

熟地（一两） 山茱萸（一两） 益智（一钱） 肉桂（二钱） 远志（一钱） 炒枣仁（五钱） 人参（三钱） 北五味（二钱）

水煎服。

脱肛门（二则）

◆人有脱肛者，一至大便，则直肠脱下，而不肯收，久则涩痛，人以为肠虚下陷也，谁知阳气之衰，不能升提乎？夫脱肛之症，半成于脾泄，泄多则亡阴，阴亡必至下坠，而气亦下陷，肠中湿热之污秽，反不能速去为快，于是用力虚努，过于用力，直肠随努而下矣。迨至湿热之邪已尽，脱肛之病已成，必须升提阳气，佐之去湿去热之剂。然而，提气非用补气之药则气不易升，补气不用润肠之味则肛无难脱，要在兼用之为妙也。方用**提肠汤**：

人参（三钱） 黄芪（五钱） 当归（三钱） 白芍（一两） 升麻（一钱） 茯苓（三钱） 槐米（一钱） 薏仁（五钱）

水煎服。连服四剂，肛肠渐升而入。再服四剂，不再脱。此方补气以升提，则气举于上焦，一身之滞气自散。润肠则肠滑，湿热自行矣。

此症亦可用**加味补血汤**：

黄芪 当归（各五钱） 升麻（一钱） 北五味子（十粒）

连服十剂全愈。

◆人有不必大便而脱肛者，疼痛非常，人以为气虚下陷也，谁知大肠之火奔迫而出之乎？夫大肠属金，原属于肺，肺与大肠为表里，休戚相关。大肠不胜火气之炎烧，不得已欲求救于肺，而肺居膈上，远不可救，乃下走肛门，聊为避火之计。肛门既属于肺，大肠畏火，岂肛门独不畏火耶？况魄门与大肠，既有同气之好，祸难相救，宁忍坐弃，故以己之地方甘心让客，而己身越境，以避其气，此肛门、直肠所以脱出于粪门之外也。疼痛者，火焚被创，无水以养，故干燥而益疼也。此等之病，用升提之法，全然不效，反增其苦楚。盖升提之药，多是阳分之品，阳旺则阴虚，阴虚则火益胜，安有取效之日哉！治法宜急泻其肠中之火，火息而金自出矣。然而大肠之火不生于大肠也。胃火盛而大肠之火亦盛，肾水干而大肠之水亦干，单治大肠之火，而不泻胃中之火，单治大肠之水，而不益肾中之水，则大肠之水不生，而大肠之火亦不息，何以使大肠之气返于腹中，肛门之肠归于肠内哉？方用归肠汤：

玄参（一两） 石膏（三钱） 熟地（一两） 丹皮（三钱） 当归（三钱） 地榆（三钱） 槐花（二钱） 荆芥（炒黑，三钱）

水煎服。一剂痛安，再剂肠升，三剂全愈。此方胃肾同治，兼去清大肠之火。水源不断，则火气自消，有不急返者乎？客去而主归，此必然之理也。

此症用榆地玄归汤亦效。

地榆（三钱） 当归（一两） 玄参（一两） 生地（一两）

水煎服。连用十剂全愈。

强阳不倒门（二则）

◆人有终日举阳，绝不肯倒，然一与女合，又立时泄精，精泄之后，随又兴起，人以为命门之火，谁知阴衰之极乎？夫阴阳原两相平者也。无阳则阴脱而精泄，无阴则阳孤而势举，二者皆能杀人。彼此相较，阴脱之症骤而死，阳孤之病缓而死。似乎骤而死者难治，缓而死者易医。而孰知阴脱之症，其阳不绝，补阳可以摄阴；阳孤之病，其阴已涸，补阴难以制阳。盖阳生阴甚速，阴接阳甚迟，故脱阴留阳者，往往可援，孤阳无阴者，每每不救耳。虽然阴根于阳，补阳而阴可生，安在阳不根阴，而补阴即不能生阳乎？使强阳不倒之人，尚有一线之阴在，则阴必可续而可生，阴既生矣，则阳不为孤阳，阴日旺而阳日平，谁谓非死里求生之妙法乎？

方用**平阳汤**：

玄参（三两） 山茱萸（一两） 沙参（二两） 地骨皮（一两） 丹皮（一两）

水煎服。连服二剂，而阳不甚举矣。又服四剂，阳又少衰矣。再服四剂，阳平如故。此方纯是补阴之药，更能凉其骨中之髓。又恐过于纯阴，与阳有格格不入之意，复加入山茱萸，阴中有阳也，使其引阴入阳，以制其太刚之气，真善于制刚也。倘见其火旺之极，妄用黄柏、知母以寒凉折之，毋论水不可以灭火，反激动其龙雷之怒，阴不能入于阳之中，阳反离夫阴之外，有不至于死亡而不可得也。

此症亦可用**济阳汤**治之。

熟地（二两） 玄参 麦冬 沙参（各一两）

久服自安。

◆人有终日操心，勤于诵读，作文之时，刻苦搜索，及至入房，又复鼓勇酣战，遂至阳举不倒，胸中烦躁，口中作渴，两目红肿，饮之以水不解，人以为阳旺之极，谁知心肾二火之齐动乎？夫心肾无一刻不交，心交于肾，则肾火无飞腾之祸：肾交于心，则心火无亢烈之忧。若日劳其心，则心不交于肾；夜劳其肾，则肾亦不交于心。心肾不交，则水火无既济之好，觉一身上下，无非火气，于是心君失权，肾水无力，而命门之火与心包之火反相合而不相离，骨中髓动，髓海煎熬，肝中龙雷之火亦起而相应，三焦之火亦且附和，以助其炎上之势，火尽上升，阳无所寄，势不得不仍归于下，下又难藏，因走于宗筋阴器之间，阳乃作强而不可倒矣。此等之病，至危之症也，非迅解二火，阳何能倒。然解火又禁用寒凉以直折其火，盖二火乃虚火，而非实火。惟有引火归经，少用微寒之品，以退其浮游之火，则火自归源，而鲜决裂之虞。方用**引火两安汤**：

玄参（一两） 麦冬（二两） 丹皮（五钱） 沙参（一两） 黄连（一钱） 肉桂（一钱）

水煎服。一剂而火少衰，二剂而阳乃倒矣。连服四剂，而火乃定。减黄连、肉桂各用三分，再服数剂，两火不再动矣。此方补阴以退阳，补阴之中又无腻重之味，得黄连、肉桂同用，以交心肾，心肾合而水气生，水气生而火自解。况玄参、麦冬、沙参又是退火之味，仍是补水之品，所以能退其浮游之火，解其亢阳之祸也。

此症亦可用**加减济心丹**：

人参 炒枣仁（各五钱） 熟地 玄参 麦冬 丹皮（各一两） 莲子

心　茯苓（各三钱）

水煎服。四剂即安。

发斑门（二则）

◆人有身不发热，胸胁之间发出红斑，不啻如绛云一片，人以为心火热极，谁知胃火之郁极乎？夫胃火本宜炎上，何郁滞不宣？盖风寒外束之也。火欲外出，遇寒遏抑之则火不得出而内藏。然而火蕴结于胃中，终不能藏之也，于是外现于皮肤，发红云之斑矣。此时以凉药逆投之，则拂其热之性，而变为狂；以热药治之，则助其火之势，而增其横。必须以风药和解之为得，又不可竟用风药也。大约火旺者水必衰，不补其水，仅散其火，则胃中燥热何以解氛，不得风而愈扬乎？诚于水中散其火，则火得水而有制，水佐风而息炎，斑且消灭于乌有，断不至发汗亡阳，以成不可救之症也。方用**消红汤**：

干葛（二钱）　玄参（一两）　当归（一两）　芍药（五钱）　升麻（一钱）　生地（一两）　麦冬（一两）　甘草（一钱）　天花粉（二钱）

水煎服。此方补阴以制火，凉血以化斑，但用散而不用寒，但用和而不用战，自然郁宣而热减，水旺燥除，何斑之不尽消哉！

此症用**散云汤**亦神。

葛根（三钱）　青蒿（五钱）　生地（一两）　玄参（一两）　升麻（一钱）　贝母（三钱）　麦冬（五钱）

水煎服。二剂愈。

◆人有满身发斑，非大块之红赤，不过细小之斑，密密排列，斑上皮肤时而作痒，时而作痛，人以肺火之盛也，谁知肺火之郁乎？盖肺主皮毛，肺气行而皮毛开，肺气郁而皮毛闭。其所以郁者，以心火刑金，外遇寒风之吹，肺火不得达于皮毛，而斑乃现矣。然则肺之生斑，仍是内热之故，治法仍宜泻火。然火郁于皮毛，不用解表，而骤用泻火之品，反能遏抑火气，不向外达反致内攻，势必至表症变为里症，尤可虞也。故必须散表之中，佐以消火，则散斑自速也。方用**散斑饮**：

玄参（五钱）　升麻（二钱）　白芷（一钱）　荆芥（二钱）　甘草（一钱）　麦冬（五钱）　生地（一两）　黄连（一钱）　天花粉（三钱）

水煎服。一剂斑消，二剂全消。此方散多于清者，以清火则火愈郁，而气不宣，散风则风尽解，而火亦息也。

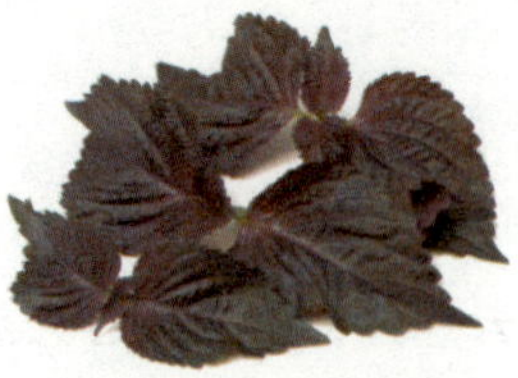

苏叶

此症亦可用**苏叶解斑汤**：

苏叶（三钱） 生地（三钱） 麦冬（五钱） 甘草（一钱） 桔梗（二钱） 升麻（一钱） 贝母（二钱） 当归（五钱）

水煎服。二剂愈。

火丹门（二则）

◆人有身热之后，其身不凉，遍身俱红紫之色，名曰火丹，人以为热在胸膈，谁知热在皮肤乎？夫火丹似与发斑相同，何分二名？不知二病热虽相同，而症实各异。盖发斑者，红白相间也；火丹者，一身尽红也。发斑，热郁于内而发于外；火丹，热郁于外而趋于内。发于外者，有日散之机；趋于内者，有日深之势。故发斑之症轻，火丹之病重。然不知消火之法，轻者未必不变为重，苟知散郁之方，重者亦变为轻也。故治火丹之病，补其水之不足，散其火之有余，使火外出，不在内攻可也。方用**消丹饮**：

玄参（三两） 升麻（二钱） 麦冬（一两） 桔梗（二钱） 生甘草（一钱）

水煎服。一剂丹化，不必二剂。此方用玄参解其浮游之火，以麦冬滋其肺金之气，用桔梗、升麻表散于毛窍之间，用甘草调和于脏腑、经络之内，引火外行，所以奏功神速耳。

此症亦可用**防桔汤**治之。

防风（一钱） 麦冬 玄参（各一两） 桔梗（三钱） 甘草（一钱） 天花粉（二钱） 黄芩（二钱）

水煎服。一剂轻，二剂愈。

◆人有赤白游风，往来不定，小儿最多此症，似乎发斑，但发斑有一定之根，赤白游风无一定之色，人以为三焦之实火，谁知是胃火之郁热乎？夫胃火不郁，必有发汗亡阳之祸，正惟火郁不宣，则热不在外而在内矣。然而火盛自必由内达外，而外又不可遽达，于是或发于此而移于彼，或现乎白而改乎红，竟无有定象耳。论其治法，自宜以清热为主，而清热必须凉血。然血寒则凝滞不行，虽血能止火，而终难散火，必须行血以舒热耳。方用**清火消丹汤**：

生地（一两） 丹皮（三钱） 甘草（一钱） 玄参（三钱） 牛膝（二钱） 赤

芍（三钱） 荆芥（二钱） 天花粉（一钱）

水煎服。连服二剂而丹消矣，再服二剂全愈。此方凉血而兼行血，清火而并散火，既无大寒之虞，自无甚热之虑，郁易开而火易达矣。

此症用荆芥祛风汤治之。

荆芥（二钱） 甘草（一钱） 半夏（五分） 麦冬（五分） 当归（三钱） 白芍（三钱）

水煎服。

疰夏门（二则）

◆人有时值夏令，便觉身体昏倦，四肢无力，朝朝思睡，全无精神，脚酸腿软，人以为疰夏之病，谁知肾水之亏乏乎？夫夏令火炎，全藉肾水之润，则五脏六腑得以灌注，不至有干燥之患。然而夏日正当水衰，人之肾水，未有全旺者也。凡人至夏，虽多困倦，但未若疰夏之甚。疰夏者，肾水亏乏，乃冬不藏精之故也。精不藏于冬，火难盛于夏，故困乏矣。虽然夏令火胜，多伤脾胃，人之困乏，自是脾胃之气衰弱故也。与肾水似乎无涉，讵知肾中无水，不能分润于脾胃，则脾胃水干，何能制外火之旺乎？火无水制，脾胃受火之刑，则脾胃无津，仅可自顾，势难转输于手足，四肢无力，精神倦怠，亦其宜也。治法必须健脾开胃为主。脾健胃开，则所用饮食，自然变化精微，以生肾水，又得补肾之药，以蒸动脾肾之气，则水土不相克而相生，何虑疰夏之病哉！方用胜夏丹：

白术（二钱） 茯苓（二钱） 陈皮（三分） 人参（五分） 北五味子（三分） 熟地（五钱） 山茱萸（二钱） 神曲（三分） 白芥子（一钱） 山药（三钱） 芡实（三钱） 炒枣仁（一钱）

水煎服。每日一剂，服十剂，精神焕发矣。再服十剂，身体健旺。此方视之，若平平无奇，而轻重多寡，配合入妙，既无阳胜之虞，又无阴衰之弊，醒脾胃之气，生心肾之津，可久饵以取效，亦可近服以图功也。

此症用鼓神汤亦效。

熟地 麦冬（各五钱） 白芍 地骨皮 沙参（各二钱） 甘草 贝母（各三分） 人参 神曲（各五分） 白术（三钱） 丹皮（一钱）

水煎服。日服一剂，服一月，精神自旺，不困倦矣。

◆人有三伏之时，悠悠忽忽，懒用饮馔，气力全无，少贪美味，腹中闷胀，少遇风凉，大便作泻，人以为疰夏之病，谁知脾气之困乏乎？夫人之先天乃肾，后天乃脾也。脾气健，则所用饮食自化精微，足以供肾水之不足。苟或春冬之际，先伤脾土，则土衰难以化物，所用饮食势必停住于胃中，肾水无脾土之资生，则肾气更涸，何能分布于筋骨？此精神气力之倦乏也。似乎治法宜急补其脾矣，然脾土非肾火不生，肾火非肾水不长，故补脾者，必须补肾中之水火也。方用**八味丸**：

熟地（八两） 山茱萸（四两） 山药（四两） 泽泻 丹皮 茯苓（各三两） 附子（一枚，甘草水制之） 肉桂（二两）

蜜为丸。每日晚服八钱，服半月健饮，服一月饱闷除矣，服两月疰夏之病全愈。夫肉桂补火，而六味丸则纯补水者也。补水之味多于补火，则火得水之益而不燥，土得火之利而不湿矣。此仍补先天以益后天之法也。

此症用**健脾饮**亦效。

白术 葳蕤（各五钱） 茯苓 山茱萸 白芍（各三钱） 人参（二钱） 甘草（五分） 当归 牛膝 麦冬（各三钱） 北五味（三分） 肉桂（一钱）

水煎服。连服一月，精神自健。

脚气门（一则）

◆人两跗忽然红肿，因而发热，两胫俱浮，作疼作痛，人以为伤寒之病，谁知是香港脚之症乎？夫伤寒症中原有香港脚之门，然而香港脚非伤寒也。香港脚感染湿热，先从下受；伤寒感冒风寒，先从上受，故伤寒乃阳症，而香港脚乃阴病也。夫湿热下感，宜从下治，若用风药散之，湿邪反致上犯，以风药多阳升之药也。阳升阴邪，一至犯心即死，非阴变阳之谓也。所以治香港脚之病，断不可以伤寒法治之，宜下消其湿热，湿从下行，身热自解。方用**消跗散**：

茯苓（一两） 茵陈（一钱） 防己（一钱） 炒栀子（一钱） 薏仁（一两） 泽泻（三钱） 木瓜（一钱）

水煎服。一剂小便利，二剂身热解，再用二剂而脚肿消，再服二剂全愈。此方利小便之水，使湿热之气尽从膀胱下泄，总有邪气，无不尽散，不必又去散邪也。夫膀胱者，太阳之经也，风邪初入，多在膀胱，膀胱大利，邪又何居？况香港脚原无风邪，不过膀胱气壅，下不行而上发热。今治下而下通，上何不通之有？上下气通，身热自解，一用风药，则引阴湿而入于阳分，反成不可治之症矣。散邪之药，断断不可用也。是以香港脚之病，即生于冬月，尚不可用散邪之药，矧春、夏、秋之令哉！

此症用**顺导汤**亦佳。

茯苓　泽泻（各五钱）　肉桂（三分）　木瓜（一钱）　龙胆草（一钱）　车前子（三钱）

水煎服。

中毒门（六则）

◆人有服砒霜之毒，疼痛欲死，苟不急救，必至腐肠烂胃，吐呕紫血而死。盖砒霜乃天生之石，未常经火煅炼，何以毒至如此？不知砒霜生于南岳之山，钟南方之火毒，又经火气，则其气大热，毒而加热，则酷烈之极，安得不杀人耶？且其性又善走，下喉必升降于肠胃之上下，肠薄皮穿，人乃死矣。天下毒药之横，莫此为甚。救法必须吐出其毒。然而虽经吐出，不能尽出其毒，必须用解毒之味。世人往往用羊血以吐之，亦有能生之者。但初下喉之人可救，食之多时，久入胃中，则无益矣。我有一方，得之异人所传，久暂皆可救。方名**救死丹**：

生甘草（二两）　瓜蒂（七个）　玄参（二两）　地榆（五钱）

水煎服。一下喉即吐，再煎渣服之，又吐，砒霜之毒必然全解。

甘草最善解毒，得瓜蒂必上涌而吐，砒霜原能上升，故引之而尽出也。然而砒霜又善下行，得玄参、地榆最解大肠之火毒，砒之大毒从上而出，走下者不过余毒耳。又得玄参、地榆而解之，则上下共相解氛，毒何能施其燥烈之虐哉！况玄参、地榆俱是润中解毒，所以能制其酷也。大约此方用之十人中，断可救八人。惟服下不能吐者，此肠胃已坏，不可救矣，非药之无效也，幸人急救之可耳。倘药不及煎饮，于饭锅中煮前药汁灌之，庶不致因循失救也。

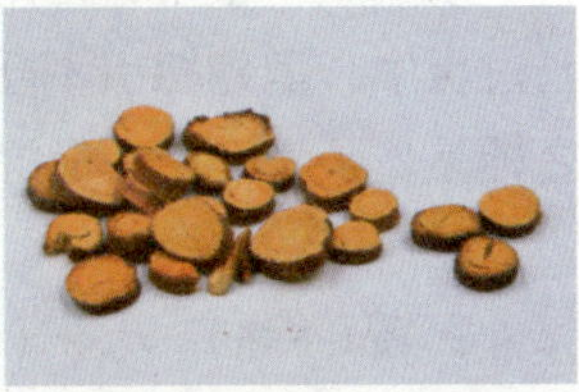

甘草

此症用**苦参汤**救之亦神妙。

苦参（二两）

煎汤一碗，一气服之，即大吐而愈。

◆人有服断肠草者，初则胸前隐隐作疼，久则气不能通，及至腹痛，大小便俱不能出而死。夫断肠草即钩吻也，至阴之物，状似黄精，但叶有毛钩子二个。此物最善闭气，犹能使血不行动，气血闭塞，故尔人死，非肠果能断也。闽广之间，多生此物。妇女小忿，往往短见，偷食觅死如饴，取其不大痛楚也。世亦以羊血灌之，得吐则生。然亦有服羊血不肯吐者，往往不救。不知断肠之草，杀人甚缓，苟用解毒通利之药，无不生者，不比砒毒酷烈。方用**通肠解毒汤**救之。

生甘草（一两） 大黄（一两） 金银花（一两）

水煎服。一泻而愈，不必二剂。此方用金银花、生甘草以解其毒，用大黄迅逐以通其气，毒解气通，断肠之草何能作祟哉！

此症用**白矾汤**亦神。

白芍（三两） 白矾（五钱） 当归 丹皮（各一两） 柴胡（三钱） 附子（一钱）

水煎服。一剂气通即愈。

◆ 人有误食竹间之蕈，或轻吞树上之菌，遂至胸胀心疼，腹痛肠泻而死。夫蕈、菌之物，亦芝草之类。竹根、树柯生蕈、生菌者，以土之湿热也。其下必丛聚蛇、蝎、恶虫，其气上腾，蕈、菌得气，温而不寒，易于生发，故较他产更加肥壮，其味最美，而其气实毒也。方用**解菌汤**救之。

生甘草（二两） 白芷（三钱）

水煎服。服后，乃用鹅翎扫其咽喉，引其上吐，必尽吐出而愈。即或已过胃中，鹅翎探引不吐，亦必腹疼下泻，可庆安全。盖生甘草原是解毒之神品，又得白芷，最解蛇毒，相助同攻，自易下逐而尽消也。

此症用：

白矾（五钱） 瓜蒂（七枚）

水煎服。非吐即泻而愈。

◆ 人有食牛、犬之肉，一时心痛，欲吐不能，欲泻不可，此毒结于心胃，不升不降也。论理亦宜用吐法，然亦有探吐之不应者。夫牛、犬乃资补精血之物，何以有毒？此必牛、犬抱病将死未死之时，又加束缚，以激动其怒气，毒结于皮肉心肝之间，人不知而食之，适当其处，故食而成病，重至暴亡也。治法消化其肉食，佐之以解毒之品，则胀闷一宽，即可不死。方用**消肉化毒丹**：

山楂（三钱） 枳壳（一钱） 神曲（三钱） 雷丸（三钱） 厚朴（一钱） 大

黄（三钱）

水煎服。一剂而大下之，则犬、牛之肉尽消而出，不必二剂。然此方乃下逐之神方，倘可上涌，不必用此。苟用吐法不效，急用此方，无不可救疗也。

此症用黄萝饮亦神效。

大黄　当归（各五钱）　山楂肉　萝卜子（各三钱）　枳壳　槟榔（各一钱）　柴胡（五分）　丹皮（二钱）

水煎服。

◆人有恣饮烧酒，大醉而死，其身体必腐烂臭秽。夫酒为大热之物，况烧酒纯阳无阴，尤为至热者乎？多饮过度，力不能胜，一时醉倒，热性发作，腐肠烂胃，往往不免。必须用井水频扑其心胸。解其头发，浸头于冷水之中，候温即易凉水，后用解炎化酒汤救之。

人参（一两）　柞木枝（二两）　黄连（三钱）　茯苓（五钱）　菖蒲（一钱）　寒水石（三钱）

水煎，服一碗，以冰水探冷灌之，得入口中，即不死矣。此方以柞木解其酒毒，黄连、寒水石解其火毒，菖蒲引入心中，用茯苓以分消其酒湿之气，然必用人参以固真气者，使气不随酒俱散。盖烧酒系气酒也，热极则气易散越，固其真气，而火可泻，毒可解也。倘止泻其火而解其毒，火泻毒解而气脱矣。气脱而身将何在哉？此人参之所以必用。苟无人参，以黄芪二两代之可也。

◆人有爱食河豚，以致血毒中人，舌麻心闷，重者腹胀而气难舒，口开而声不出，若久不治，亦能害人。大约肝经血燥，而胃气又弱者，多能中毒。盖河豚乃鱼中之最善怒者也，食之自能动气。况肝经血燥之人，则肝气自急，以急投急，安有不增其急暴之气乎？气急而腹难舒，故心闷也。气急而声难出，故舌麻也。治法吐出其肉，则气舒腹宽，声出而口闭，何至有心闷、舌麻之症哉！方用瓜蒂散加味治之。

瓜蒂（七枚）　白茅根（一两）　芦根（一两）

水煎汁饮之。必大吐，吐后前证尽解，不必再服。古人有拼死食河豚之语，亦是爱食之也。其实河豚不能杀人，但与性怒者不甚相宜耳。

此症用芦姜汤救之亦神效。

神曲（三钱）　半夏（二钱）　茯苓（三钱）　芦根汁（一碗）　生姜汁（一合）

水煎。一剂即安。

肠鸣门（三则）

◆人有肠中自鸣，终日不已，嗳气吞酸，无有休歇，人以为脾气之虚也，谁知是肝气之旺乎？夫肝木不郁，则脾气得舒，肠亦安然输挽，顺流而下，何至动不平之鸣耶？惟肝木克脾土，则土气不能伸，而肠乃鸣矣。盖坤道主安宁者也，惟地中有风震动之，声出如霆如雷，非明验乎？故治肠鸣之病，不必治肠，治脾土而已。亦不必专治脾土，治肝木而已。肝木之风静，脾土之气自静也。方用**安土汤**：

白芍（一两） 白术（一两） 柴胡（一钱） 茯苓（三钱） 甘草（一钱） 苍术（二钱） 神曲（二钱） 炮姜（一钱）

水煎服。一剂少止，二剂全止，不必三剂。此方脾肝同治之法。肝平而脾气得养矣，脾安而肠气得通矣。不必止鸣而鸣自止者，妙在行肝气之郁居多，所以奏功特神耳。

此症用**香栀平肝饮**亦佳。

炒栀子（三钱） 茯苓 白芍 白术（各五钱） 陈皮 甘草（各一钱） 香附（二钱）

水煎服。

◆人有饥饿之后，腹中肠鸣，手按之鸣少止者，人以为大肠之虚也，谁知胃气之虚乎？盖胃气者，阳气也。胃与大肠同合阳明之经，胃属足阳明，大肠属手阳明也。故阳明胃燥，大肠亦燥，阳明胃虚，大肠亦虚。大肠之糟粕，必由胃而入，大肠气虚，必得胃气来援。今胃气既虚，仅可自顾，安能分布于大肠？此大肠匮乏，所以呼号，求济于同经之胃而频鸣也。治法必须助胃气之弱。方用**实肠汤**：

黄芪（一两） 茯苓（五钱） 山药（五钱） 白术（一两） 甘草（一钱） 神曲（二钱） 五味子（一钱） 肉果（一枚）

水煎服。一剂而肠鸣止，连服四剂不再发。此方大补胃中之气，绝不去实大肠，治胃而肠鸣自止，故即谓之实肠汤。

此症用**加味四君汤**亦妙。

白术（三钱） 茯苓（二钱） 人参 谷芽（各一钱） 甘草 神曲（各五分） 砂仁（一粒）

水煎服。

◆ 人有肠中作水声者，如囊裹浆状，亦肠鸣之病也，谁知是水蓄于大肠乎？夫大肠之能开能阖者，肾火操其权也，肾热而大肠亦热，肾寒而大肠亦寒。大肠寒而水乃注于中而不化，故作水声也。虽然大肠能容糟粕，而不能容水，水入大肠，必随糟粕而出，何以但作水声，不随糟粕而即出耶？盖大肠之下为直肠，直肠之下为魄门，乃肺操其政，非肾操其政也。肺怜肾之弱，欲救之而无从，未常不恶邪水之入肠也。肺居上游，不能禁邪水之不入于肠，实能断邪水之不出于肠。况大肠与肺为表里，肺气不下行，大肠之气亦因之而不泄。魄门正肺之门也，肺门谨锁，大肠之水又何从而出乎？所以愈积于其中，作裹浆之声也。治法补命门之火，兼利其水，则水从膀胱而化矣。方用**五苓散**治之。

白术（五钱） 茯苓（五钱） 猪苓 泽泻（各一钱） 肉桂（三钱）

一剂而膀胱之水若决江河而大出矣，二剂而腹中之水声顿息。盖五苓散本是利水之圣药，我多加肉桂，则肾气温和，直走膀胱，水有出路，岂尚流入大肠哉？故不必治大肠而自愈也。

此症用**消浆饮**亦效。

茯苓 山药（各一两） 芡实（五钱） 肉桂（一钱） 车前子（二钱）

水煎服。

恼怒门（二则）

◆ 人有少逢拂意之事，便觉怒气填胸，不能自遣，嗔恼不已，人以为肝气之逆也，谁知肝血之少乎？夫肝性急，宜顺不宜逆，恼怒之事，正拂抑之事也。拂抑必致动怒，怒极必致伤肝，轻则飧泄，重则呕血者甚多。然此乃猝然而至，肝经因怒而成病者也。若肝血少者，不必有可怒之事而遇之大怒，不必有可恼之人而见之甚恼。盖血少则肝燥，肝燥则气逆也。故同一气恼之症，须分虚实以治之。前症乃实，后症乃虚也。虽然，实者火实，非血之实也；虚者血虚，非火之虚也。所以虚实之症，前后若有异，治虚、治实之法，实彼此无有殊耳。方用**解怒补肝汤**：

白芍（一两） 当归（五钱） 泽泻（一钱） 柴胡（一钱） 荆芥（一钱） 甘草（一钱） 枳壳（三分） 丹皮（三钱） 天花粉（二钱）

水煎服。一剂气平，连服数剂，自然不易怒也。此方全是平肝之药，非泻肝之品也。肝得补而血生，郁得血而易散，肝气不郁，恼怒何能动乎。即或天性多乖，平时无病，尚多气恼，安得恼怒之不生哉。然多服此药，亦可免呕血、飧泄之症也。

此症用加味归芍汤亦效。

当归　白芍（各一两）　生地　麦冬（各五钱）　天花粉　炒栀子（各二钱）

水煎服。

◆人有晨夕之间，时多怒气，不必有可怒之事而心烦意躁，不能自遣，至夜则口干舌燥，止有一更睡熟，余则终夜常醒，人以为肝血之少也，谁知是肾水之匮涸乎？夫肝为肾子，肝子不足，由于肾母之不足也。盖肝属木，而木必得水以灌溉，则枝叶敷荣。今肾水日日耗去，肾且自顾不遑，则肝木零仃，势所不免，况有境遇之拂抑，自然肝益加燥，无津液以养心，此卧之所以不安也。治法必须大滋肾水，甘霖大降，则田畴渥，槁者立苏，萌芽条达，无非快心之景也。自然心火取给于肾，肾水足济夫心，而肝木之气，往来相通，而顺适矣。方用润肝汤：

熟地（一两）　山茱萸（四钱）　白芍（五钱）　当归（五钱）　五味子（一钱）　玄参（三钱）　丹皮（三钱）　炒栀子（一钱）

水煎服。十剂夜卧安，又十剂而怒气息，又十剂，虽遇可怒之事亦且不怒矣。是方补肾者六，补肝者四也。绝不去治心，而心气自交于肾者，因肾水之足，则心不畏木火之炎，可通其交肾之路也。

此症用萸芍熟地汤亦效。

熟地（二两）　山茱萸（一两）　白芍（一两）

水煎服。

喑哑门（二则）

◆人有口渴之极，快饮凉水，忽然喑哑，不能出声，人以为心火亢热也，谁知肺气之闭乎？夫肺主气，气通则声音响亮，气塞则声音喑哑。盖肺属金，金实则不鸣耳。但肺金最恶心火，火来刑金，宜为金之所畏，金不敢出声，理也。何得水而反闭耶？不知水来克火，则火必为水所克，金虽幸水之克火，犹恐火之刑金，肺气随水气而下降，金沉于水底，何能自鸣耶？此种喑哑，乃水抑肺气而不升，非肺气之自败。治法宣扬肺气，分消其水湿，不治喑哑，而喑哑自鸣矣。方用发声汤：

枇杷叶（五片） 贝母（二钱） 茯苓（五钱） 百部（一钱） 苏叶（一钱） 麦冬（三钱） 甘草（一钱） 玄参（五钱） 桑白皮（三钱）

水煎服。一剂声少出，再剂声大出矣，三剂全愈。此方宣通肺气，则肺气自扬。分消水势则火气自降。火降水消，金无所畏，肺亦何所顾忌而不鸣哉！

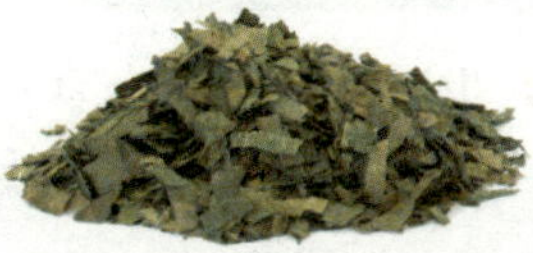

枇杷叶

此症亦可用冬茯苏贝汤：

苏叶（三钱） 麦冬（二两） 贝母（三钱） 茯苓（五钱）

水煎服。二剂而声出。

◆人有劳损弱怯，喘嗽不宁，渐渐喑哑，气息低沉，人以为肺气之绝也，谁知是肾水之涸乎？夫肺为肾之母，本生肾者也。肺母自病，何能乳子？肾又不足，日来取资于肺，则子贫而母益贫矣。子母两贫，伶仃苦弱，气息奄奄，所谓金破不鸣也。世医谓金破必须补土，然而脾胃虽能生金，而补土之药多属阳药，用阳药以补土，则阳旺而阴愈消，反有损于肺矣。治法必须大补肾子之水，子富而母自不贫。况肺气夜归于肾子之宫，将息安宁，劳瘁之肺，忽变为逸乐之肺，而又有津液以供肺母之用，则肺金顿生，自必气息从容，重施其清肃之令矣。方用助音汤：

熟地（一两） 麦冬（一两） 北五味子（一钱） 甘草（一钱） 苏子（一钱） 天门冬（二钱） 贝母（三分） 款冬花（五分） 沙参（五钱） 地骨皮（三钱）

水煎服。二剂而喘少平，四剂而嗽少止，连服二十剂声出矣。再服二月，断不喑哑也。二月后，前方加人参五分，山药一两，茯苓二钱，再服半年，可变痨怯为平人矣。此方补肾之中，意仍注于补肺，然补肺之中，仍是补肾，所以能收已败之功，克奏将坏之绩也。

此症亦可用留线汤治之。

熟地（五钱） 款冬花（一钱） 山茱萸（二钱） 麦冬（五钱） 地骨皮（五钱） 贝母 苏子（各一钱） 山药 芡实（各三钱） 百部（三分）

水煎服。

瘟疫门（一则）

◆世有城市之中，乡村镇店之处，传染瘟疫，多至死亡。其症必头痛眩晕，胸膈膨胀，口吐黄痰，鼻流浊水，或身发红斑，或发如焦黑，或呕涎如红血，或腹大如圆箕，或舌烂头大，或胁痛心疼，种种不一，象形而名，人以为天灾流行，谁知皆人事召之也。此症虽奇奇怪怪，不可执一而论，然皆火热之毒不宣，郁而成之耳。盖火性炎上，郁则火气不伸，拂抑其性，蕴藏于腹中，所以大闭作热，热闭成毒，其由来者，非一日也。治法自宜大泻其火毒，以快泄其郁闷之气。第泻火之药，未有不大寒者也，不先用表散之味，遽用寒凉，火转闭塞而不得达，适所以害之也。故必须于散中用泻，则疫去如扫耳。方用**散瘟汤**：

荆芥（三钱） 石膏（五钱） 玄参（一两） 天花粉（三钱） 生甘草（一钱） 黄芩（二钱） 陈皮（一钱） 麦芽（二钱） 神曲（三钱） 茯苓（五钱）

水煎服。一剂病轻，二剂病又轻，三剂全愈。此方泻肺胃之火者，以瘟疫之热，多是二经之火也。用荆芥以助石膏、黄芩，泻火而又散火也，火散则热发于外矣，火泻则毒化于内矣，火解毒消，瘟神疫鬼何能作祟哉！

余又闻南阳张真人之教，谓瘟疫自来无方，然方亦可豫定，以瘟病皆热症也。去火退热，解邪逐秽，未尝不可于难定之中以定一可救之剂也。其方用：

大黄（一钱） 荆芥（一钱） 生甘草（一钱） 柴胡 苍术 川芎（各一钱） 白芷（五分）

水二碗，煎八分。一剂回春。此方较散瘟汤少异，然散火为主，其意正同。瘟疫治法，不可拘执，又志此方于后，以便治疫者之采择也。

伯高太师，别号怀真子，传铎**元天苦救汤**，治前瘟疫亦甚效，并附于后：

苦参（五钱） 元参（一两） 天花粉（五钱）

三味水煎服。服一剂必无性命之忧。

又云：偶传瘟疫，眼角忽然大肿，身子骤发寒热，喉咙大胀作痛，数日之后，即鼻中出血，口出狂言，见人骂詈，发渴，若饮之水，则又泻痢不止，不过半月，其人即亡。一见眼角发肿，即用七星汤治之，二剂即愈。若至泻痢，此方不可救矣。方另用加味术苓汤救之，痢止则生，否则不救。宁传方以防疫，不可有疫而无方，故罄述之，不敢隐也。二方载后。

七星汤治传染瘟疫，眼角忽然大肿，身骤发寒热，喉咙大胀作痛，骂詈发渴。

玄参　麦冬（各一两）　天花粉（三钱）　甘草（一钱）　荆芥（二钱）　神曲（一钱）　桔梗（二钱）

水煎服。

若鼻中出血，加犀角（一钱），切不可用升麻代之，宁用黄芩一二钱。

加味术苓汤治前症瘟疫，鼻中出血后饮水泻痢。

白术（五钱）　茯苓（一两）　贯众（一两）　甘草（二钱）　车前子（五钱）

水煎服。痢止则生，否则不救。

种嗣门（三则）

◆男子有交感之时，妇人正在兴浓，而男子先痿，阳事不坚，精难射远，人以为命门之火衰也，谁知阳气之大虚乎？夫气旺则阳旺，气衰则阳衰。此气也乃五脏之真气，非止命门之火也。盖命门原有先天之火气，然非五脏后天之气不能生。世人戕贼五脏，因而命门之火气不旺，随五脏之真气而消磨矣，又安能助命门之火乎？此所以半涂先痿也。治法似宜急补五脏之阳气也。然而五脏不必全补也，但补其脾肾之气，若心、若肝、若肺之气自旺，五脏气旺，而命门之火欲不旺得乎？方用**助气仙丹**：

人参（五钱）　黄芪（一两）　当归（三钱）　茯苓（二钱）　白术（一两）　破故纸（三钱）　杜仲（五钱）　山药（三钱）

水煎服。连服四剂气旺，再服四剂气大旺，自然久战，可以壮阳，泄精可以射远，玉燕投怀矣。此方补气，绝不补阴，以病成于阳衰，则阴气必旺。若兼去滋阴，则阳气无偏胜之快矣。方又不去助火，盖气盛则火自生，若兼去补火，则阳过于胜而火炎，复恐有亢烈之忧，反不种子矣，此立方之所以妙也。

此症用**火龙丹**长服亦佳。

人参（五两）　白术（五两）　巴戟天　杜仲　菟丝子　麦冬（各五两）　肉苁蓉（一大枚）　破故纸　远志　肉桂（各二两）　黄芪（八两）　当归（三两）　北五味（一两）

各为末，蜜为丸。每日酒送五钱。服一月即阳举，可以久战矣。

◆男子有泄精之时，止有一二点之精，此等之人，亦不能生子，人以为肾水之亏，谁知是天分之薄乎？夫精少之人，身必壮健，予谓天分之薄，谁其信之？殊不知精少者，则精不能尽射于子宫，得天之厚者，果如此乎？天既予人以薄，医欲逆天而予人以厚，似乎不可得之数矣，然天心仁爱，人苟有迁善之心，医即有种子之法。盖精少者，虽属之于天，未必不成之于人也。恃强而好用其力，若思而过劳其心，多食而反伤其胃，皆足以耗精也。苟能淡漠以死其心，节少以养其胃，益之补精添髓之方，安在精少者不可以多生乎？铎得逢异人秘传，实有添精神术，今着书至此，不敢隐忍不传，传之以救万世无子之人也。方用生髓育麟丹：

人参（六两） 山茱萸（十两） 熟地（一斤） 桑椹（干者，一斤） 鹿茸（一对） 龟胶（八两） 鱼鳔（四两） 菟丝子（四两） 山药（十两） 当归（五两） 麦冬（六两） 北五味（三两） 肉苁蓉（六两） 人胞（二个） 柏子仁（二两） 枸杞子（八两）

各为细末，蜜捣成丸。每日早晚时用白滚水送下五钱。服三月，精多且阳亦坚，安有不种子者哉！此方妙在纯用填精益髓之味，又无金石之犯，可以久服而无害，不特种子而得八元，兼可延龄而至百岁，即名为百岁丹，何不可者？

此症用添精嗣续丸，长服亦甚佳。

人参 鹿角胶 龟板胶 山药 枸杞子（各六两） 山茱萸肉 麦冬 菟丝子 肉苁蓉（各五两） 熟地黄 鱼鳔（炒） 巴戟天（各八两） 北五味（一两） 柏子仁（三两） 肉桂（一两）

各为末，将胶酒化入之，为丸。每日服八钱。服二月，多精而可孕矣。

◆男子有精力甚健，入房甚久，泄精之时，如热汤浇入子宫，妇人受之，必然吃惊，反不生育者，人以为久战之故，使妇女兴阑，以致子宫谨闭，精不得入，孰知不然。夫胎胞居于心肾之间，喜温不喜寒，然过寒则阴凝，而胎胞不纳；过热则阳亢，而胎胞难受。交感之际，妇人胎胞之口未有不启，安有茹而吐之乎？惟是过于太热，则口欲闭而不能中，欲受而不得，势不得不弃之于外，以享其清凉之快矣。是以妇人坐娠数十日经来者，正坐于受胎而复堕，非外因之伤，乃精热之自难存养也。然则欲胎气之永固，似宜泻火之有余矣。而火不可泻，泻火必致伤胃，反无生气，何以种玉乎？治法但补其肾中之水，使水旺而火自平。方用平火散：

熟地（一两） 玄参（五钱） 麦冬（三钱） 生地（二钱） 丹皮（二钱） 山药（三钱） 金钗石斛（三钱） 沙参（三钱）

水煎服。连服十剂，精不过热，与妇女交接，便可受胎，且庆永安也。此方补阴而无大寒之虞，泻火而有生阴之妙，无事解氛，自获退炎之益，宜男之道，即在于斯。何必加知母、黄柏大苦寒之药以求奏效哉！

此症用**镇阳丸**长服亦佳。

熟地（八两） 生地 茯苓 麦冬 山药 地骨皮 沙参（各四两） 牛膝 天门冬 车前子（各二两） 玄参（八两）

各为末，蜜为丸。每日白滚水送下五钱。服一月而精温和，可以纳矣。

卷之十一·妇人科

带门（四则）

◆妇人有终年累月下流白物，如涕如唾，不能禁止，甚则臭秽，所谓白带也。夫带是湿病，以带名者，因妇人有带脉不能约束，故以带名之。带脉通于任、督之脉，任、督病而带脉亦病。带脉者，所以束带胎之系也。妇人无此，则难以系胎，故带脉弱而胎易堕，若损伤带脉，则胎必不牢。然带脉损伤，非独跌、闪、挫、气也，行房过于纵送，饮酒出于颠狂，虽无疼痛之苦，其中暗耗，则白物自下。故带病尼师、寡妇、出嫁之女多，处子在阁，未破瓜之女少也。然室女天禀虚弱者，亦有此病。况加之脾气之虚，肝气之郁，湿气之侵，火气之逼，安得不患此症哉！夫湿盛火衰，肝郁脾虚，则脾土受伤，湿土之气下陷，是以脾精不守，不能化为荣血，变成白滑之物，由阴门直下，欲自禁止而不可得也。治法宜大补脾胃之气，少佐之舒郁之味，使风水不闭塞于地中，则地气自升腾于天上，脾气健而湿气自消。方用**完带汤**：

白术（一两） 苍术（三钱） 甘草（一钱） 车前子（三钱） 山药（一两） 陈皮（五分） 人参（二钱） 白芍（五钱） 柴胡（六分） 荆芥（五分） 半夏（一钱）

水煎服。二剂轻，四剂止，六剂全愈。此方脾、胃、肝三经同治之法。寓补于升，寄消于散。开提肝木之气，则肝血不燥，何致下克于脾土？补益脾土之元，则脾经不湿，何难分消夫水气？至于补脾而兼补胃者，脾胃表里也，脾非胃气之强，则脾不能旺，补胃正所以补脾耳。

此症用**束带汤**亦效。

鸡冠花（一两） 鲜鸡冠花（三两） 白术（一两）

水煎，二剂即愈。

◆ 妇人有带下色红者，似血非血，所谓赤带也。赤带亦湿病，火热之故也。惟是带脉系于腰脐之间，近于至阴之地，不宜有火。不知带脉不通肾而通肝，妇人忧思以伤脾，又加郁怒以伤肝，于是肝火内炽，下克脾土。而脾土不能运化湿热之气，蕴结于带脉之间，肝火焚烧，肝血不藏，亦渗入于带脉之内，带脉因脾气之伤，约束无力，湿热之气随气下陷，同血俱下。观其形象，似血非血，其实血与湿俱不能两分之也。世人以赤带属之心火者，误耳。治法清肝中之火，扶其脾气，则赤淋庶几少愈乎？方用**清肝止淋汤**：

芍药（一两） 当归（一两） 阿胶（三钱） 生地（五钱） 丹皮（三钱） 黄柏（一钱） 牛膝（二钱） 黑豆（一两） 香附（一钱） 红枣（十枚）

水煎服。一剂少止，二剂又少止，四剂全止，十剂不再发。此方但去补肝之血，全不利脾之湿者，以赤带之病，火重而湿轻也。夫火之所以旺者，由于血之衰也。补血足以制火矣。且水与血合成赤带，竟不能辨其是湿而非湿，则湿尽化为血矣，所以治血可也，何必利湿哉！此方纯治血，少加清火之味，故奏功独奇。倘一利其湿，反引火下行，转难遽效耳。或问先前言助其脾土，今但补肝木之血，绝不补脾土之气，何也？不知用芍药以平肝，则肝气得舒，自不去克脾土，是补肝正所以扶脾，何必加人参、白术之多事哉！

此症用**黄白牛车散**亦效。

牛膝（一两） 车前子（三钱） 黄柏（二钱） 白芍（一两）

水煎服。四剂愈。

◆ 妇人有带下而色黑者，甚则下如墨汁，其气最腥，人以下寒之极也，谁知是火热之极乎？夫火色宜红，何成黑色？不知火极似水，乃假象也。其症必然腹痛，小便时必如刀触，阴门必发肿，面色必红。久则黄瘦，饮食兼人，口必大渴，饮水少觉宽快。此命门之火，与膀胱、三焦之火合，胃火又旺，四火同煎，安得不熬干成炭色耶？此等之症，不致发狂者，以肾水与肺金之气涓涓不绝，足以润心而济胃耳。所以饮水下胃，但成带下之症，火结于下，而不炎于上也。治法惟以泻火为主，火退而湿热自舒也。方用**利火汤**：

大黄（三钱） 白术（五钱） 茯苓（三钱） 车前子（三钱） 王不留行（三钱） 刘寄奴（三钱） 黄连（三钱） 炒栀子（三钱） 石膏（五钱） 知母（二钱）

水煎服。一剂小便大利，二剂黑带变为白带矣，三剂白带亦少减去一半，再服三剂全愈。此方未免过于迅利，殊不知火盛之时，用不得依违之法。救焚而少为迂缓，则火势延烧，不尽不止。今用黄连、石膏、知母、栀子一派寒凉泻火之味，入于大黄之中，则迅速扫除，又得王不留行与寄奴之味，利湿甚急，俱无停住之机。佐白术、车前子、茯苓，成既济之功也。

此症用**清带汤**亦效。

炒栀子（三钱） 黄柏（三钱） 甘草（一钱） 白芍（一两） 车前子（二钱） 王不留行（二钱） 麦冬（一两） 玄参（二两）

水煎服。四剂愈。

◆ 妇人有带下色黄者，宛如黄茶浓汁，其气带腥，人以为脾经之湿热，谁知是任脉之湿热乎？夫任脉本不能容水，如何湿气入于中，而化为黄带乎？不知带脉通于任脉，任脉直上，走于唇齿，唇齿之间，原有不断之泉，下灌于任脉，使任脉无热，则口中津液尽化为精，以入于肾中矣。惟有热以存于下焦之间，则津不化精而化湿。夫水色白，火色红，今湿与热合，欲变红而不能，欲返白而不得，煎熬成汁，因变为黄色矣。黄乃土之色也，真水真火合而成丹，邪水邪火合而成带。世人以黄带为脾之湿热，单去治脾，此黄带之所以难痊也。方用**退黄汤**治之。

山药（一两） 芡实（一两） 黄柏（二钱） 车前子（一钱） 白果（一枚）

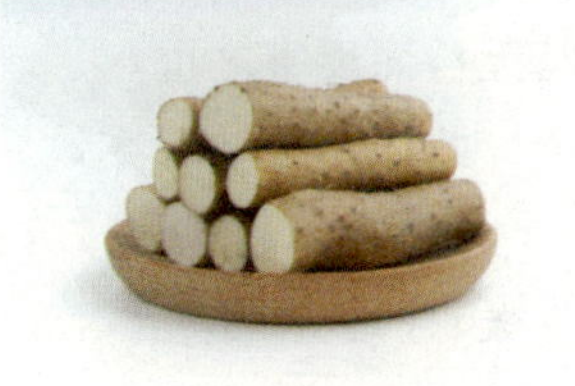

山药

水煎服。连用四剂，无不全愈。凡有白带者，俱可以此方治之，而治黄带，尤奏奇功。盖山药、芡实专补任脉之虚，又能利水，加之白果引入任脉之中，更为便捷，所以奏功甚速。至所用黄柏，清肾中之火，肾与任脉相通，同群共济，解肾中之火，即解任脉之热矣。

此症亦可用解带利湿汤治之。

白果 茯苓（各一两） 泽泻 车前子 炒栀子（各二钱）

水煎服。

血枯门（一则）

◆ 妇人有年未至七七之期，经水先断者，人以为血枯经闭，谁知是心、肝、脾之气郁乎？人若血枯，安能久延人世，医见其经水不行，谓其血枯，其实非血枯，乃血闭也。且经水非血也，乃天一之水，出之肾经之中，至阴之精，而有至阳之气，故其色红赤，似血而非血也。世人以经水为血，此千古之误。倘果是血，何不名之曰血水。古昔至圣创呼经水者，以出于肾经，故以经名之。然则经水早断，似乎肾水之衰涸，吾以为心、肝、脾之气郁者何？盖肾水之生，不由于三经而肾水之化，实关于三经也。肾非肝气之相通，则肾气不能开。肾非心气之相交，则肾气不能上。肾非脾气之相养，则肾气不能成。倘三经有一经之郁，则气不入于肾之中，肾之气即闭塞而不宣。况三经齐郁，纵肾水真足，尚有格格难出之状；而肾气原虚，何以嫃精盈满，化经水而外泄耶？此经之所以闭，有似乎血枯耳。治之法必须散三经之郁，大补其肾，补肾之中，仍补其三经之气，则精溢而经自通也。方用溢经汤：

熟地（一两） 白术（一两） 山药（五钱） 生枣仁（三钱） 白芍（三钱） 当归（五钱） 丹皮（二钱） 沙参（三钱） 柴胡（一钱） 杜仲（一钱） 人参（二钱）

水煎服。连服八剂而经通矣。服一月人健，不再经闭，兼易受孕。此方心、肝、脾、肾四经同治之药，补以通之，散以开之也。倘徒补，则郁不开而生火；倘徒散，则气益衰而耗精。设或用攻坚之味，辛热之品，不特无益而反害之也。

此症用续补汤亦效。

人参（二钱） 当归（五钱） 白芍（三钱） 柴胡（五分） 麦冬（五钱） 北五味（十粒） 白术（一两） 巴戟天（五钱） 炒枣仁（五钱） 红花（五分） 牛膝（一钱） 沙参（三钱）

水煎服。十剂必通。

血崩门（三则）

◆妇人有一时血崩，双目黑暗，昏晕于地者，人以为火盛动血也，然此火非实火也，乃虚火耳。世人一见血崩，往往用止涩之药，虽亦能取效于一时，而虚火未补，易于冲击，随止随发，终年终月不能愈者，是止崩之药，断不可用。必须于补之中，行其止之法。方用**固本止崩汤**：

熟地（一两） 白术（一两） 黄芪（三钱） 人参（三钱） 当归（五钱） 炒黑干姜（二钱）

水煎服。一剂崩止，十剂永不再发。倘畏药味之重，减去其半，则力量甚薄，不能止矣。方中全不去止血，惟去补血；且不仅补血，更去补气；非惟补气，兼且补火，何也？夫血崩至于黑暗昏晕，则血已尽去，仅存一线之气，若不急补气，而先补血，则有形之血不能速生，无形之气必且尽散，此所以不补血而先救气也。然而补气而不补血，则血又不能易生。补血而不补火，则血且凝滞，不能随气而速生也。况干姜引血归经，补中有收，所以闻补气血之药并用之耳。

此症亦可用**补虚宁血汤**：

当归（五钱） 熟地（一两） 黄芪（一两） 甘草（一钱） 炒黑荆芥（三钱）

水煎服。一剂即止崩，四剂全愈。

◆老妇血崩，目暗晕地，人以为老妇虚极，因不慎房劳之故也，谁知多言伤气，不节饮食之故乎？夫老妇原宜节损饮食，复加闭口，始气不伤而神旺。无奈老妇闻喜事而心开称誉，不肯闭舌，未免有不宜言而言者，况原有宿疾，安肯无言，故一发而不可救。夫老妇血衰，因气虚之极而不能生也。况加之多言耗气，又安能助气以生血乎？气益衰而血难长矣。故任冲大开，欲不崩而不可得者。治法必止其血也。谁知血愈止而愈多，以气衰不能摄血耳。方用**助气敛血汤**：

白术（二两，土炒） 黄芪（四两，醋炒） 三七末（三钱）

水煎服。一剂血少止，二剂血止，四剂全愈。此方补气不补血，以气能止血也。加之醋炒芪、术，专以酸能救血也。加之三七者，以其能断血也。然必多服始能愈者，以老妇血亏气衰，不大补何以止其耗散之原阳，使气旺以生血乎？然此方可以暂止老妇之血，不能久旺老妇之气也。另用前方去三七而多加当归，用补血汤朝夕吞服，并行为之得到。

◆ 有老妇血崩者，其症亦与前同，人以为老妇之虚耳，谁知因虚又不慎房帏之故哉。妇人至五十之外者，天癸匮乏，原宜闭关，不宜出战。苟或适兴，草草了事，尚不致肾火大动。倘兴酣浪斗，一如少年时，鲜不血室大开，崩决而坠矣。方用**当归补血汤加味**疗之。

黄芪（一两） 当归（一两） 三七根末（三钱） 桑叶（十四片）

水煎服。二剂而血止，四剂不再发。然必须断欲也，设再犯忌，未有不重病者也。夫补血汤乃气血双补之神剂，三七根乃止血之圣药，加入桑叶滋其肾中之阴，又有收敛之妙耳。但老妇阴精既亏，用此方以止其临时之漏，实有奇功，不可责其永远之续者，以补精之味尚少也。服此方四剂之后，增入白术（五钱），熟地（一两），山药（四钱），麦冬（三钱），北五味（一钱），服三月则崩漏可以尽除矣。

此症用**闭血汤**亦效。

人参　白术（各一两） 三七根末（三钱） 北五味子（二钱）

水煎服。一剂即止崩，减人参（五钱），加熟地（一两），山茱萸（五钱），麦冬（五钱），再服四剂全愈。

调经门（五则）

◆ 妇人有先期经来者，其经水甚多，人以为血热之极也，谁知肾中之水火旺乎？夫火旺则血热，水旺则血多，此有余之病，非不足之症也。似不药有喜，但过于有余，则子宫大热，亦难受孕，恐有烁干男精之虑。太过者损之，亦既济之道也。然而，火不可任其有余，水断不可使之不足。治法但少清其火，不必泻水也。方用：

丹皮（三钱） 地骨皮（五钱） 白芍（三钱） 青蒿（二钱） 黄柏（五分） 熟地（三钱） 茯苓（二钱）

水煎服。此方名为**清经散**，服二剂自平也。方中虽是清火之品，然仍是滋水之味，火泻而水不与之俱泻，则两不损而两有益也。

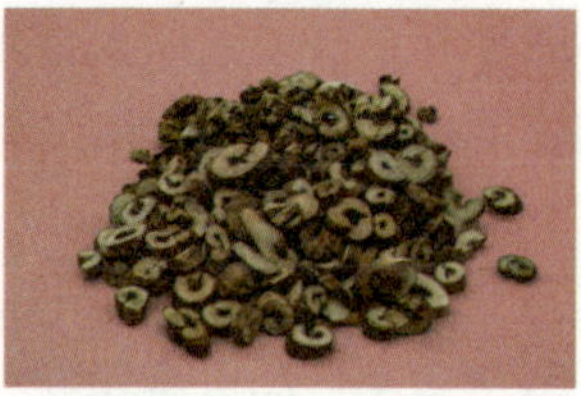

丹皮

此症用**损余汤**亦效。

地骨皮（一两） 茯苓（五钱） 黄柏（二钱） 生地（五钱） 炒黑荆芥（三钱） 玄参（五钱）

水煎服。四剂而经调矣。

◆ 妇人有先期经来，其经水止有一二点，人亦以为血热之极也，谁知肾中火旺而阴水虚乎？先期者，火气之冲，多寡者，水气之验。故先期之来多，火热而水有余；先期之来少，火热而水不足。倘一见先期，俱以为有余之热，但泻火而不补水，或水火两泻，如何不增病哉。治法不必泻火，专补其水，水足而火气自消。方用：

玄参（一两） 生地（一两） 白芍（五钱） 麦冬（五钱） 阿胶（三钱） 地骨皮（三钱）

水煎服。连服四剂而经调矣。方名**两地汤**，以地骨、生地同用耳。二味俱能凉骨中之热也。骨中之热，由于肾中之热，凉其骨髓，则肾气自寒，又不损伤胃气，此治之巧也。况所用诸药，纯是补水之味，水盛而火安得不平乎？此条与上条并观，断无误治先期之病矣。

此症用**加味纯阴汤**亦效。

熟地 玄参 麦冬（各五钱） 山茱萸（二钱） 北五味子（一钱） 丹皮（五钱）

水煎服。可用十剂，经水自多。

◆ 妇人有经来后期而甚多者，人以为血虚之病也，谁知非血虚也。盖后期之多少，实有不同。后期来少，血寒而不足；后期来多，血寒而有余。夫经水虽本于肾，而其流则五脏六腑之血皆归之。故经一来，而诸血尽来附益，以经开而门启，不遑迅阖，诸血乘其隙而皆出也。但血既出矣，则成不足之症。治法宜于补中温之，非曰后期者俱不足也。方用**温经摄血汤**：

白芍（一两） 川芎（五钱） 肉桂（五分） 熟地（一两） 白术（五钱） 续断（一钱） 五味子（三分） 柴胡（五分）

水煎服。二十剂经调矣。此方大补肾、肝、脾之精血。加肉桂以祛其寒，加柴胡以解其郁，是补中有散，而散非耗气；补中有泻，而泻非损阴。所以受补之益，收温之功也。是方凡经来后期者，俱可用，诚调经之妙药，摄血之仙丹也。倘人元气虚，加入人参一二钱，未为不可耳。

此症用**温带益经汤**亦效。

熟地（一两） 白术 杜仲（各五钱） 肉桂（一钱） 茯苓 人参（各三钱）

水煎服。

◆ 妇人有经来断续，或前或后，无一定之期者，人以为气血之虚，谁知是肝气之郁结乎？夫经水出诸肾经，肝为肾之子，肝郁则肾亦郁，肾郁而气自不宣，前后之或断或续，正肾气之或通、或闭耳。虽然肝气郁而肾不应，未必至于如此。然子母关切之病，而母必有顾复之情，肝泄而肾自有缱绻之谊，肝气之或藏或闭，即肾气之或去或留，有相因而至者矣。然则治法，舒肝之郁即所以开肾之郁也，即所以定经水之流也。方用**定经汤**：

白芍（一两） 当归（一两） 熟地（五钱） 山药（五钱） 菟丝子（一两） 柴胡（五分） 荆芥（炒黑，一钱） 茯苓（三钱）

水煎服。二剂经水净，四剂经期定矣。此方舒肾肝之气，非通经之药也。补肝肾之津，非利水之品也。肾肝气舒而经通，肝肾津旺而水利，不治之治，正妙于治也。

此症用**顺经汤**亦效。

香附 生地 茯苓 白芥子（各三钱） 当归（一两） 白芍（一两） 车前子（二钱） 神曲 甘草（各一钱）

水煎服。十剂自调。

◆ 妇人有数月一行经者，每以为常，且无或先或后之异，又无或多或少之殊。人以为异，而不知非异，此乃无病之人，气血两不亏损耳。妇人之中，有天生仙骨者，经水必四季一行，盖以季为数，不以月为盈虚也。妇人之经水不泄，则黄河便可逆流。真气内藏，则坎中之阳不损。倘加以炼形之法，一年之内便易飞升。无如世人不知炼形之法，见经水之不来，误认作病，妄用药饵，往往无病而成病。余闻异人之教，特为阐扬，使世人见此等行经，在不必治之列，万勿疑为气血之不足，而轻施医疗也。虽然天生仙骨之妇，世正不少，而嗜欲深者，天分损也，又不可不立一救疗之方。方名**助仙丹**：

白术（三钱） 茯苓（五钱） 甘草（一钱） 山药（三钱） 陈皮（五分） 白芍（三钱） 杜仲（一钱） 菟丝子（二钱）

水煎，服二四剂而仍如其旧，不可再服。此方平补，健脾益肾，解郁消痰，不损天然之气血，便是调经之大益，何必用重剂以助火，用热药以通经哉！

此症用**肝肾双治汤**亦佳。

白芍（三钱） 当归 山药 熟地（各五钱） 甘草（五分） 陈皮（三分） 茯苓 山茱萸（各二钱） 神曲（一钱）

水煎服。自然如期矣。

受妊门（二则）

◆ 妇人有瘦怯身躯，久不孕育，一交男子，卧病终朝，人以为气虚之故也，谁知血虚之故乎？夫血藏肝中，精涵肾内，若肝气不开，则精不能泄，及精既泄，肝气益虚，以肾为肝之母，母既泄精，不能分润以养肝木之子，而肝燥无水，则火且暗动以烁精，肾愈虚矣。况瘦人多火，又加泄精，则水益少而火益炽，水难制火，腰肾空虚，所以倦怠而卧也。此等之妇，偏易动火，然而此火出于肝木之中，又是雷火，而非真火，不交合则已，交则偏易走泄，阴虚火旺，不能受胎。即偶尔受胎，逼干男子之精，有随种而随消者也。治法必须大补肾水，平其肝木，水旺而血亦旺，血旺而火亦减也。方用养阴种玉汤：

熟地（五钱） 白芍（五钱） 当归（五钱） 茯苓（二钱） 山茱萸（五钱） 甘菊花（一钱） 丹皮（二钱） 山药（三钱） 杜仲（二钱） 牛膝（一钱）

水煎服。服一月便可受孕，服三月身健，断断可以种子。此方不特补血，纯于填精，精满则子宫易于摄精，血足则子宫易于容物，皆有子之道也。惟是世人贪欲者多，节欲者少，服此药必保守者二月，定然坐孕，否止可身健，勿咎药品之未灵也。

此症用五美丹亦效。

熟地（一两） 当归 山茱萸 麦冬 山药（各五钱）

水煎服。十剂可以受胎矣。

◆ 妇人有饮食少思，饱闷倦怠，惟思睡眠，一行房事，呻吟不已，人以为脾胃之气虚也，谁知肾气之不足乎？夫气宜升腾，不宜降陷。升腾于上焦，则脾胃易于分消，降陷于下焦，则脾胃难于运化。人无水谷之养，则精神自然倦怠。惟是脾胃之气，实生于两肾之内，无肾中之水气，则胃气不能腾；无肾中之火气，则脾气不能化，故宜亟补肾中水火之气。然仅补肾而不用补脾胃之药，则肾中水火二气不能提于至阳之上也。方用兼提汤：

人参（五钱） 白术（一两） 熟地（一两） 山茱萸（三钱） 黄芪（五钱） 枸杞（二钱） 柴胡（五分） 巴戟天（一两）

水煎服。服一月肾气大旺，再服一月，未有不可受孕者。此方补气之药多于补精，似乎以补脾胃为主，孰知脾胃健而生精自易，是补脾胃正所以补肾也。脾胃既旺，又加补精之味，则阴气既生，阳气易升，不必升提，气自腾越于上焦，况原有升提之药乎？阳气不下降，无非大地之阳春，随遇皆是生机，安得不受育哉。

此症用**旺肾汤**亦甚效。

熟地（一两） 山茱萸 巴戟天（各四钱） 白术 人参（各五钱） 茯苓（三钱） 砂仁（二粒）

水煎服。服一月自可受孕。

妊娠恶阻门（二则）

◆ 妇人怀妊之后，恶心呕吐，思酸解渴，见食则憎，困倦欲卧，人以为妊娠之恶阻也，谁知肝血之太燥乎？夫肾一受精，则肾水生胎，不能分润于他脏，肝为肾之子，日食肾母之气，一旦无津液之养，则肝气燥而益急，火动而气乃逆也，于是恶心呕吐之症生。虽呕吐不至太甚，而伤气则一也。气伤则肝血愈耗，世人以四物治产前诸症，正以其能生肝血也。然补肝以生血，未为不佳，但恐生血不能生气，则脾胃衰微，不胜频呕。吾恐气虚血不易生也，故治法平肝补血之中宜用健脾开胃之药，以生阳气，则气能生血，尤益胎气耳。然虽气逆而用补气之药，气旺不益助其逆耶？不知怀妊恶阻，其逆不甚，且逆亦因虚而逆，非因邪而逆也。因邪而逆者，助其气而逆增；因虚而逆者，补其气而逆转。况补气于补血之中，则阴足以制阳，何患于逆乎。方用**顺肝益气汤**：

白芍（三钱） 当归（一钱） 白术（三钱） 人参（一钱） 茯苓（二钱） 熟地（五钱） 苏子（一钱） 麦冬（三钱） 砂仁（一粒） 神曲（一钱） 陈皮（三分）

水煎服。一剂恶阻轻，再剂而平，三剂全愈。此方肝、肾、脾、胃、肺五经同调之法，其意专主于肝肾，肝平则气不逆，肾旺则血易生。凡胎不动而少带恶阻者，俱以此方投之，无不安静如故，有益于孕妇不浅，实胜于四物之汤也。盖四物汤专治肝，此方不止治肝，所以奏功尤神耳。

用**润肝安娠汤**亦佳。

人参 茯苓 扁豆 山药（各三钱） 半夏 熟地 白术（各五钱） 川芎 麦冬 丹皮 苏子 神曲（各二钱） 白豆蔻（一粒） 陈皮（三分）

水煎服。连服四剂，而恶阻止矣。

◆ 妊娠每至五月，肢体倦怠，饮食无味，先两足肿，渐至遍身，后及头面俱肿，人以为犯湿而然也，谁知是脾肺之气虚乎？夫妊娠虽有按月养胎之分，其实不可拘于月数，总以健脾补肺为主。盖脾统血而肺通气也，胎非血不荫，儿非气不生，脾健则血旺而荫胎，肺清则气壮而生子。苟肺衰则气馁，即不能运气于皮肤矣。脾虚则血少，即不能运化于肢体矣。气血两衰，脾肺失令，饮食难消，精微不化，势必气血下陷，不能升举。而湿邪即乘其所虚之处，聚湿而浮肿矣。治法当补其脾肺之虚，不必以去湿为事。方用**补中益气汤加减**治之。

人参（五钱） 白术（五钱） 当归（三钱） 黄芪（三钱） 陈皮（三分） 甘草（一分） 柴胡（一钱） 升麻（三分） 茯苓（一两）

水煎服。一剂少胀，二剂即宽，三剂渐消，四剂即愈。十剂不再犯也。补中益气汤原是升提脾肺之药，似益气而不益血也。不知血非气不生，况湿气相犯，未便补血，故补气而助之利湿之味，则气升而水尤易散耳。然则少用利水之味可也，何重用茯苓至一两，不几以利水为君乎？夫重用茯苓于补气之中，虽是利水，仍是健脾清肺。凡利水之药，多耗气血，茯苓与白术补多于利，所以重用以分湿邪，即所以补气血耳。

用**土金双培汤**亦效甚。

人参 苏子 茯苓 谷芽 巴戟天 菟丝子 白芍（各三钱） 白术 薏仁（各五钱） 山药（五钱） 神曲（二钱） 砂仁（一粒） 甘草（二分） 柴胡（五分）

水煎服。四剂全消。

卷之十二

安胎门（三则）

◆ 妇人小腹作痛，胎动不安，如下坠之状，人以为带脉之无力也，谁知脾肾两亏乎？夫胞胎虽系于带脉，而带脉实关于脾肾，二经亏损，则带脉力微，胞胎何能胜任乎？然人致脾肾之亏者，非因于饮食之过多，即由于色欲之太甚，不补脾补肾，而带脉迫急，胞胎所以下坠也。第胞胎通于心肾，不通于脾，补肾可也，何必补脾？不知脾胃为后天，肾为先天，脾非先天之气不能化，肾非后天之气不能生，补肾不补脾，则肾之精正不能遽生也。补后天之脾，正所以补先天之肾；补先后天之脾肾，正所以固胞胎之气。盖胞胎原备先后天之气，安可不兼补先后天脾肾哉。方用安奠二天汤：

人参（一两） 白术（一两） 熟地（一两） 山茱萸（五钱） 山药（五钱） 炙甘草（一钱） 杜仲（三钱） 枸杞子（二钱） 扁豆（二钱）

水煎服。一剂痛定，二剂胎安，不必三剂。夫胎动乃脾肾双亏之症，必须大用参、术、熟地补阴补阳之味，始能挽回于顷刻。世人往往畏用参、术，或少用以冀建功，反致寡效，此方正妙在多用也。用娱亲汤亦效。

熟地（一两） 白术（一两） 甘草（一钱） 人参（五钱） 杜仲（五钱） 山药（五钱）

水煎服。

◆ 妇人怀妊至三四月，自觉口干舌燥，咽喉微痛，无津以润，以致胎动不安，甚则血流如经水，人以为火动之故也，谁知水虚之故乎？夫胎非男精不结，亦非女精不成，逐月养胎，古人每分经络，其实不能离肾水以养之也。故肾水足而胎安，肾水缺而胎动，又必肾火动而胎始不宁。盖火之有余，仍是水之不足，火旺动胎，补肾水则足以安之矣。惟是肾水不能遽生，必须上补肺金，则金能生水，而水有化源，无根之火，何难制乎？方中少加清热之品，则胎气易安。

方用润燥安胎汤：

熟地（一两） 山茱萸（五钱） 益母草（二钱） 黄芩（一钱） 麦冬（五钱） 生地（三钱） 阿胶（二钱） 五味子（二分）

水煎服。二剂燥减，又二剂胎安，连服十剂，胎不再动矣。此方专添肾中之精，虽兼于治肺，然补肺无非补肾，故肾精不燥，火不烁胎，安得而不宁静乎？

用遏炎散亦效。

熟地（一两） 玄参 地骨皮 麦冬（各五钱） 北五味子 甘草（各一钱） 贝母（五分） 炒枣仁（五钱）

水煎服。

◆ 妇人有上吐下泻，以致胎动下坠，痛疼难忍，急不可缓，人以为脾胃之寒极也，谁知脾胃之虚极乎？夫脾胃气虚，则胞胎无力，必有崩坠之虞。况加之上吐下泻，则脾胃愈虚，欲胞胎无恙得乎？然而胞胎虽疼痛，而犹不下者，盖脾胃虽损，而肾气尚固也。胞胎系于肾而连于心，肾未损则肾气交于心，心气通于胞胎，所以未至于胎坠也。且肾气能固，则肾之气必来生脾；心气能通，则心之气必来援胃。脾胃虽虚而未绝，则胞胎虽动而未落耳。治法可不急救其脾胃乎？然而脾胃将绝，止救脾胃而土气难生，更补助其心肾之火，则火能生土，尤易接续也。方用**援土固胎汤**：

人参（一两） 白术（二两） 肉桂（二钱） 山药（一两） 附子（五分） 炙甘草（一钱） 杜仲（三钱） 续断（三钱） 枸杞子（三钱） 山茱萸（一两） 菟丝子（三钱） 砂仁（三粒）

水煎服。一剂泻止，二剂吐止，腹中疼痛、急迫无不尽止也。此方救脾胃之土十之八，救心肾之火十之二。救火轻于救土者，岂土欲绝而火未绝乎？不知土崩，非重剂不能援，火息虽小剂亦可助。热药多用，必有太燥之虞，不比温补之品，可以多用。况怀妊胎动，原系土衰，非系火衰也，何必用大热之剂，过于助土以伤胎气哉。

用**脾胃两安汤**亦效。

白术（五钱） 白茯苓 人参（各三钱） 陈皮（五分） 砂仁（一粒） 山药（一两） 薏仁（五钱）

水煎服。

小产门（二则）

◆ 妇人因行房颠狂，遂至小产，血崩不止，人以为火动之极也，谁知是气脱之故乎？凡怀孕妇人，惟藉肾水荫胎，水原不足，水不足而火易沸，加之久战不已，则火必大动。若至颠狂，则精必大泄，肾水益干，肾火愈炽，水火两病，胎何能固。胎堕而火犹未息，故血随火崩，有不可止之势。治法自当以止血为主，然而火动由于水亏，血崩本于气脱，不急固其气，则气散不能速回，血将何生？不大补其精，则精涸不能遽长，火且益炽。方用**固气填精汤**治之。

人参（一两） 熟地（一两） 白术（五钱） 当归（五钱） 黄芪（一两） 炒黑荆芥（二钱） 三七根末（三钱）

水煎调服。一剂血止，再剂身安，四剂全愈。此方全不清火，惟补气补精，救其匮乏，奏功独神者，以诸药甘温能除大热也。盖此热乃虚热，非实热耳。实热可以寒折，虚热必须温补，故补气自能摄血，补精自能止血也。

用固气止脱汤亦效。

人参　熟地　山茱萸（各一两）　白术　麦冬（各五钱）　甘草（一钱）　丹皮（三钱）

水煎服。

◆妇人因跌、扑、闪、损遂至小产，血流紫块，昏晕欲绝，人以为瘀血之作祟也，谁知是血室伤损乎？夫妇人血室与胞胎相连，胞胎损而血室亦损。然伤胞胎而流血者，其伤浅；伤血室而流血者，其伤深矣。伤浅者，漏在腹；伤深者，晕在心。同一跌闪之伤也，未小产与已小产治各不同。未小产而胎不安者，宜顾其胎，不可轻去其血；已小产而血大崩者，宜散其血，不可重伤其气。盖胎已堕矣，血既尽脱，则血室空虚，惟气存耳。倘又伤其气，保无气脱之忧乎。故必须补气以生血，新血生而瘀血可止也。方用理气止瘀汤：

人参（一两）　黄芪（一两）　当归（五钱）　红花（一钱）　丹皮（三钱）　炒黑干姜（五分）　茯苓（三钱）

水煎服。一剂瘀血止，二剂昏晕除，三剂全安。此方用人参、黄芪以补气，气旺而血可摄也。用当归、丹皮以补血，血生而瘀难留也。用红花、黑姜以活血，血活而晕可除也。用茯苓以利水，水流而血易归经也。

用加味补血汤亦神。

黄芪（二两）　当归　人参（各一两）　丹皮（三钱）　荆芥（三钱）　益母草（三钱）

水煎服。

血晕门（二则）

◆妇人甫产后，忽眼目昏晕，恶心欲吐，额上、鼻尖有微汗，鼻出冷气，神魂外越，人以为恶血冲心之患也，谁知气虚欲脱而血晕乎？盖新产之后，血已尽倾，血舍空虚，止存微气，倘其人阳气素虚，则气祛原不能生血，及胎破而心血随胎而堕，则心无血养，所望者气以固之也。今气又虚脱，心君无护，所剩残血非正血，不可归经，内庭变乱，反成血晕之症矣。治法必须大补气血，不宜单治血晕也。补血以生新血，正活血以逐旧血也。然血乃有形之物，难以速生，气乃无形之物，易于迅长。补气以生血，不更易于补血以生血乎？方用**解晕汤**：

荆芥（三钱） 人参（一两） 当归（一两） 炮姜（一钱） 黄芪（一两）

水煎服。一剂晕止，二剂心定，三剂气旺，四剂血生，不再晕也。此方实解血晕之圣方。凡产后能服此方，断无退母之症，或人参力不能用，减去大半，或少用一二钱，余如分两，多服数剂，无不奏功也。用**参归荆芥汤**亦效甚。

人参（一两） 荆芥（三钱） 当归（一两）

水煎服。

◆ 妇人子方下地，即昏晕不语，此气血双脱也，本在不救。我受岐天师秘传，以救万世产亡之妇，当急用缝衣针刺其眉心之穴，得血出即出语矣。然后以**独参汤**：人参（一两），急煎灌之，无不生者。倘贫家之妇，无力买参，用**当归补血汤**：

黄芪（二两） 当归（一两）

煎汤一碗灌之亦生。万不可于二方之中轻加附子。盖附子无经不达，反引气血之药走而不守，不能专注于胞胎，不若人参、归、芪直救其气血之绝，聚而不散也。盖产妇昏晕，全是血舍空虚，无血养心，以致血晕。舌为心之苗，心既无主，舌又安能出声？眉心者，上通于脑，而下通舌系，则连于心，刺眉心则脑与舌俱通，心中清气上升，则瘀血自然下降。然后以参、芪、当归补之，则气血接续，何能死亡乎？虽单用参、芪、当归亦能生者，然终是刺眉心则万无一失。瘀血冲心，所以昏晕不语，解其瘀血之冲，真所谓扼要争奇也。世人但知灸眉之法，谁知刺胜于灸乎？盖灸缓而刺急，缓则难以救绝，急则易于回生耳。亦可用**参附益母汤**治之。

人参（一两） 附子（一钱） 益母草（二钱）

水煎。遇此等症，急用一人抱住产母，头顶心解开，以艾火急灸之，必然出声。然后以参附益母汤救之，多有生者。

胞衣不下门（二则）

◆ 妇人儿已生地，而胞衣尚留于腹，三日不下，心烦意躁，时欲晕去，人以为胞胎之蒂未断也，谁知血少干枯粘连于腹乎？世见胞衣不下，心怀疑惧，恐其上冲于心，有死亡之兆，然胎衣何能冲于心也。但胞衣未下，则瘀血未免难行，有血晕之虞耳。治法仍大补气血，使生血以送胎衣，则胎衣自然润滑，生气以助生血，则血生迅速，尤易推堕也。方用送胎汤：

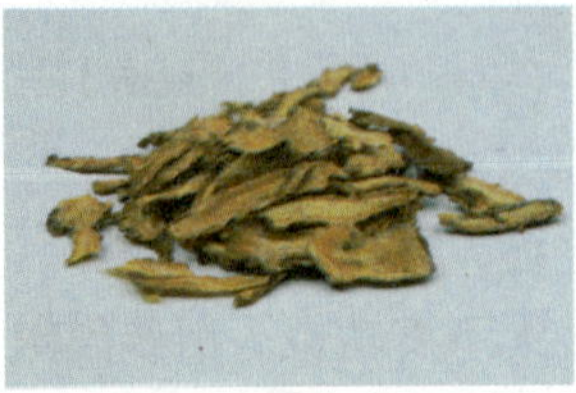
当归

当归（二两） 川芎（五钱） 乳香末（一钱） 益母草（一两） 没药末（一钱） 麝香（半分，研） 荆芥（三钱）

水煎调服。立下。此方以当归、川芎补其气血，以荆芥引气血归经，用益母草、乳香等药逐瘀下胎。新血既长，旧血难存，气旺上升，瘀浊自然迅降，无留滞之苦也。盖胞衣留腹，有回顾其母胎之心，往往有六七日不下，胞衣竟不腐烂，正以其有生气也。可见胎衣在腹，不能杀人，补之自降也。或谓胞衣既有生气，补气补血，则胞衣宜益坚牢，何补之反降？不知子未下，补则益于子，子已下，补则益于母，益子而胞衣之气连，益母而胞衣之气脱，实有不同。故此补气、补血，乃补各经之气血，以推送之，非补胞胆之气血，是以补气、补血，而胎衣反降也。

用加味佛手散殊效。

当归（二两） 川芎（一两） 益母草（五钱） 乳香末（一钱） 败龟板（一具）

水煎服。一剂即下也。

◆ 妇人子生五六日，胞衣留于腹中，百计治之，竟不肯下，然又绝无烦躁昏晕之状，人以为瘀血之粘连也，谁知气虚不能推送乎？夫瘀血在腹，断无不作祟之理，有则必然发晕，今安然无恙，是血已净矣。血净宜清气升而浊气降，今胞胎不下，是清气下陷难升，遂至浊气上浮难降。然浊气上升，必有烦躁之病，今反安然者，是清浊之气两不能升也。然则补其气，不无浊气之上升乎？不知清升而浊降者，一定之理也。苟能于补气之中，仍分其清浊之气，则升清正所以降浊矣。方用补中益气汤：

人参（三钱） 黄芪（一两） 当归（五钱） 升麻（三分） 柴胡（三分） 陈皮（二分） 甘草（一分） 白术（五钱） 加萝卜子（五分）

水煎服。一剂胎衣自下。

夫补中益气汤补气之药，即提气之药也。并非推送之剂，何能下胎衣如此之速？不知浊气之下陷者，由于清气之不升也。提其气，则清气升而浊气自降，腹中所存之物无不尽降，正不必又去推送之也。况方中又加萝卜子数分，能分理清浊，不致两相杆格，此奏功之所以神耳。

用**加味补血汤**亦神效。

黄芪（二两） 当归（一两） 升麻（五分） 益母草（三钱）

水煎服。一剂即下。

产后诸病门（二则）

◆ 妇人产后，小腹疼痛，甚则结成一块，手按之益痛，此名儿枕痛也。夫儿枕者，前人谓儿枕头之物也。儿枕之不痛，岂儿生不枕而反痛乎？是非儿枕可知。既非儿枕，何故作痛？乃瘀血成团未散之故也。此等之痛，多是健旺之妇，血之有余，非血之不足，似可用破血之药。然血活则瘀血自除，血结则瘀血作祟，不补血而败血，虽瘀血可消，毕竟耗损血气，不若于补血中行其逐秽之法，则瘀血既去，气血又复不伤。方用**散结安枕汤**：

当归（一两） 川芎（五钱） 山楂（十粒） 丹皮（二钱） 荆芥（二钱） 益母草（三钱） 桃仁（七个） 乳香（一钱）

水煎调服。一剂痛即止，不必再剂。此方逐瘀于补血之中，消块于生血之内，不专攻痛而其痛自止。人一见儿枕之痛，动以延胡、苏木、蒲黄、五灵脂之类以化块，何足论哉。

用**归荆安枕汤**亦神。

当归（五钱） 丹皮（一钱） 荆芥（三钱） 山楂（十粒）

水煎服。一剂即止痛。

◆ 产后小腹痛，按之即止，人亦以为儿枕之痛也，谁知血虚之故乎？产后亡血过多，则血舍空虚，原能腹痛，但痛实不同。如燥糠触体光景，此乃虚痛，非实痛也。凡虚痛宜补，而产后之虚痛尤宜补。惟是血虚之病，必须用补血之剂，而补血之味，大约润滑居多，恐与大肠不无相碍。然而产后则肠中干燥，润滑正相宜也。故补血不特腹中甚安，肠中亦甚便耳。方用**腹宁汤**：

当归（一两） 续断（二钱） 阿胶（三钱） 人参（三钱） 麦冬（三钱） 炙甘草（一钱） 山药（三钱） 熟地（一两） 肉桂（二分）

水煎服。一剂痛轻，二剂痛止，多服更美。此方补气补血之药也。然补气无太甚之忧，补血无太滞之害，气血既生，不必止痛而痛自止矣。

用**术归桂草汤**亦神。

白术　当归（各五钱）　肉桂（五分）　炙甘草（一钱）

水煎服。二剂愈。

下乳门（二则）

◆ 妇人产后数日，绝无点滴之乳，人以为乳管之闭也，谁知气血之涸乎？夫无血不能生乳，而无气亦不能生乳。乳者，气血所化也。然二者之中，血之化乳，又不若气之化乳为速。新产之后，血已大亏，生血不遑，何能生乳，全藉气以行血而成乳也。今数日乳不下，血诚少，而气尤微。世人不知补气之妙，一味通乳，无气则血从何生？无血则乳从何化？不几向乞人而求食，问贫儿而索金耶？治法补其气以生血，不可利其窍而通乳也。方用**通乳丹**：

人参（一两）　当归（二两）　麦冬（五钱）　黄芪（一两）　猪蹄（二个）　木通（三分）　桔梗（三分）

水煎服。二剂而乳如泉流矣。此方但补气血以生乳，正以乳生于气血也。

用**化乳丹**亦佳。

当归　熟地　黄芪（各一两）　麦冬（三钱）　山茱萸（四钱）　川山甲（一片）　菟丝子（五钱）　枸杞子（三钱）

水煎服。连用四剂，即多乳矣。

◆ 有壮妇生产后数日，或闻丈夫之嫌，或听公姑之啐，遂至两乳胀满作痛，乳汁不通，人以为阳明之火也，谁知肝气之郁结哉！夫阳明多气多血之腑，乳汁之化，原属阳明，然而阳明属土，必得肝木之气相通，则稼穑作甘，始成乳汁，未可全责之阳明也。壮妇产后，虽亡血过多，而气实未衰，乳汁之化，全在气而不尽在血也。今产数日而两乳胀满作痛，是欲化乳而不可得，明是有郁而肝气不扬，阳明之土气亦因之同郁，木土不相合而相郁，安得而化乳哉。治法大抒其肝木之气，则阳明之气血自通，不必通乳而乳自通也。方用**通肝生乳汤**：

白芍（五钱）　当归（五钱）　麦冬（五钱）　通草（一钱）　柴胡（二钱）　白

术（五钱） 甘草（三分） 熟地（一两） 远志（一钱）

水煎服。一剂即通。此方药味太重，治产妇似乎不宜。不知健妇抱郁，不妨权宜用之，若非少壮之女，虽因郁少乳，不可全用。减半治之，亦不全失，又在临症时裁酌之也。

用生汁汤亦佳。

当归（二两） 川芎（四钱） 通草（一钱） 柴胡（五分） 麦冬（四钱） 白术（五钱） 甘草（三分） 熟地（一两）

水煎服。四剂必大通。

卷之十三・外科

背痈门（二则）

◆人有背心间先发红瘰，后渐渐红肿，此发背之兆也，最为可畏。古人云：外大如豆，内大如拳；外大如拳，内大如盘。言其外小而内实大也。然而痈疽等毒，必须辨其阴阳：有先阴而变阳者，有先阳而变阴者；有前后俱阳者，有前后俱阴者。阳症虽重而实轻，阴症虽轻而实重；先阴而变阳者生，先阳而变阴者死。病症既殊，将何以辨之？阳症之形，必高突而肿起；阴症之形，必低平而陷下；阳症之色纯红，阴症之色带黑；阳症之初起必痛，阴症之初起必痒；阳症之溃烂，必多其脓；阴症之溃烂，必多其血；阳症之收口，身必轻爽；阴症之收口，身必沉重。至于变阴变阳，亦以此消息断断不差也。倘见红肿而高突，乃阳症之痈也。乘其肉肿初发，毒犹未化，急以散毒之药治之，可随手愈也。发背而至横决者，皆因循失治，以致破败而不可救，阳变阴者多矣。救痈如救火，宜一时扑灭，切勿见为阳症无妨，而轻缓治之也。方用急消汤：

忍冬藤（二两） 茜草（三钱） 紫花地丁（一两） 甘菊花（三钱） 贝母（二钱） 黄柏（一钱） 天花粉（三钱） 桔梗（三钱） 生甘草（三钱）

水煎服。一剂轻，二剂又轻，三剂全消，不必四剂也。此方消阳毒之初起极神。既无迅烈之虞，大有和解之妙。世人不知治法，谓阳毒易于祛除，孟浪用虎野狼之药，虽毒幸消散，而真气耗损于无形，往往变成别病，乃医者成之也。

◆人有背痈溃烂，洞见肺腑，疮口黑陷，身不能卧，口渴思饮，人以为阳症之败坏也，谁知是阴虚而不能变阳乎？夫背痈虽有阴阳之分，及至溃脓之后，宜补内不宜消外，则阴阳之症一也。溃烂而至肺腑皆见，此乃失补之故，使毒过于沿烧，将好肉尽化为瘀肉耳。肉瘀自必成腐肉，而腐自必洞见底里。见此等症候，亦九死一生之兆也。倘胃气健而能食者，犹可救。倘见食则恶者，断无生意。虽然，能用参、芪、归、熟亦有可生，不可弃之竟不救也。方用**转败汤**救之。

人参（二两） 生黄芪（一两） 熟地（二两） 肉桂（二钱） 白术（四两） 当归（一两） 金银花（四两） 麦冬（二两） 山茱萸（一两） 远志（三钱） 北五味子（一钱） 茯苓（三钱）

水煎服。一剂而胃气大开者，即可以转败为功也。倘饮之而稍能健饭，亦在可救。惟恐饮之杳无应验者，是胃气日绝也，不必再治之矣。或饮之而饱闷，少顷而少安者，亦有生机。此方补其气血，而更补其肺肾之阴。盖阴生则阳长，阴阳生长则有根，易于接续。而后以金银花解其余毒，则毒散而血生，血生而肉长，肉长而皮合，必至之势也。倘日以解毒为事，绝不去补气血之阴阳，则阴毒不能变阳，有死而已，可胜悲悼哉！

肺痈门（二则）

◆人有胸膈间作痛，咳嗽时更加痛极，手按痛处，尤增气急，人以为肺经生痈也，谁知是肺热生痈耳？夫肺为娇脏，药食之所不到者也，故治肺甚难。肺热害肺，既可成痈，将何法疗之？疗之法，似宜救火以泻肺。肺药不可入，而肺为脾之子，脾经未尝不受药也，补其脾经之土，则土能生金也。平其肝经之木，则金不能克木矣。清其心经之火，则火不能刑金也。三经皆有益于肺，无损于金，则肺气得养，而后以消毒之品直解其肝中之邪，何难于不收乎。方用**全肺汤**：

元参（三两） 生甘草（五钱） 金银花（五两） 天花粉（三钱） 茯苓（三钱） 白芍（三钱） 麦冬（二两）

水煎服。一剂而痛减，二剂而内消矣。大凡痈疽之症，必须内消，不可令其出毒。内消之法，总不外脾肝心三经治之，而无别消之道。或曰：肺之子肾也，独不可治肾以消乎？然肺痈之成，虽成于火烁肺金之液，实因肝气之自虚也。补肾虽使肺气不来生肾，惟是肺气相通，补肾之水，恐肺气下降，而火毒反不肯遽散，不若止治三经，使肝气得养，自化其毒，不遗于肾之为妙也。

◆人有胸膈作痛，咳嗽不止，吐痰更觉疼甚，手按痛处不可忍，咽喉之间，先闻腥臭之气，随吐脓血，此肺痈不独已成，而且已破矣。夫肺痈未破者易于消，已破者难于治，为脓血未能遽净耳。然得法，亦不难也。盖肺之所以生痈者，因肺火不散也，然肺火来，因肺气虚也，肺虚而火留于肺，火盛而后结为痈。不补虚而散火，而未成形者何以消？已成形者何以散？既溃烂者，又何以愈哉？是虚不可不补，而补虚者补何脏乎，必须补肝气之虚，而肺不能直补其气，补胃气之虚，则肺气自旺也。今痈已破矣，多吐脓血，则肺气尤虚，虽毒尚存，不可纯泻其毒，于补气之中而行其攻散之方，而行其攻散之法，则毒易化而正气无伤。方用完肺饮：

人参（一两） 元参（二两） 蒲公英（五钱） 金银花（二两） 天花粉（三钱） 生甘草（三钱） 桔梗（三钱） 黄芩（一钱）

水煎服。一剂脓必多，二剂脓渐少，三剂疼轻，四剂而又轻，五剂痛止，脓血亦止，六剂竟奏全功。此方补胃中之气，即泻胃中之火。胃气旺，肺气不能衰，胃火衰，肺火不能旺，所以能败毒而又能生肉耳。其诸药亦能入肺，不单走于胃，然而入胃者十之八，入肺者十之二，仍是治胃益肺之药也。或问：肺痈已破，病已入里，似不宜升提肺气。南昌喻嘉言谓，宜引之入肠，而先生仍用桔梗以开提肺气，恐不可为训。嗟乎！予所用之药，无非治胃之药，药入于胃，有不引入肠者乎。然肺气困顿，清肃之令不行，用桔梗以清肺，上气通而下气更速，然则上之开提，正下之迅遂也。

肝痈门（二则）

◆人有素多恼怒，容易动气，一旦两胁胀满，发寒发热，既而胁痛之极，手按痛处不可忍，人以为肝火之盛也，谁知是肝叶生疮耳？世人但知五脏中惟肺生痈，不知肝亦能生痈也。且《灵》《素》诸书亦未有及，得毋创论以惊世乎？余实闻异人有谓：胁痛手不可按者，肝叶生痈也。《灵》《素》二经不谈者，肝经生痈世不常有，古人未有此症，所以略而不言。盖古今之气运不同，而痈毒之生长不一。肝一恼怒，则肝叶张开，肝气即逆。大怒之后，肝叶空胀，未易平复。且怒必动火，怒愈多而火愈盛，火盛必烁干肝血，烁干则肝气大燥，无血养肝更易发怒。怒气频伤，欲不郁结而成痈，乌可得乎？然痈生于内，何从而见？然内不可见而外即可辩也。凡生痈者，胁在左而不在右，左胁之皮必现红紫色，而舌必现青色，以此辨症，断断无瘥。治之法，必平肝为主而佐之泻火去毒之药，万不可因循时日，令其溃烂而不可救也。方用**化肝消毒汤**：

白芍（三两） 当归（三两） 炒栀子（五钱） 生甘草（三钱） 金银花（五两）

水煎汁一碗，饮之。一剂而痛轻，二剂而痛又轻，三剂而痛如失。减半再服数剂而全愈。此方用当归、白芍直入肝中以滋肝血，则肝血骤生，易解肝血之燥。又得甘草以缓其急，栀子清火，金银花解毒，安得不取效之捷哉！盖是火毒既盛，肝血大亏，用此方而不如此大剂煎饮，亦自徒然。倘执以肝火之旺而非是肝痈之成，单用归、芍以治胁痛，断不能取效也。

◆ 人有左胁间疼痛非常，手按之更甚，人以为胁痛，而不知非胁痛也，此乃肝经之痈耳。夫肝经生痈，多得之恼怒，予前条已畅论之矣。然而肝痈不止恼怒能生，而忧郁亦未尝不生痈也。惟因恼怒而得之者，其痛骤；因忧郁而得之者，其痛缓。当初痛之时，用逍遥散大剂煎饮，痛立止，又何至成痈也。因失于速治，而肝中郁气苦不能宣，而血因之结矣。血结不通，遂化脓而成痈，其势似乎稍缓，然肝性最急，痈成而毒发其骤也。世有胁痛数日而死者，正因生痈毒败而死，非胁痛而即能死人，可不急救治之乎？方用**宣郁化毒汤**：

柴胡（二钱） 白芍（一两） 香附（二钱） 薄荷（二钱） 当归（一两） 陈皮（一钱） 枳壳（一钱） 天花粉（三钱） 生甘草（三钱） 金银花（一两）

水煎服。一剂而痛轻，二剂而痛减，三剂而痛又减，四剂全愈。重则不出六剂。愈后用四物汤大剂调治，不再发也。夫肝痈世不常见，既有前条，不必又论及此。然肝痈不可见，而胁痛世人之所常病，吾特发明忧郁之能成又若此，则人知急治，何至成痈哉！

大肠痈门（二则）

◆ 人有腹中痛甚，手不可按，而右足屈而不伸，人以为腹中火盛而存食也，谁知是大肠生痈耳。大凡腹痛而足不能伸者，俱是肠内生痈耳。惟大肠生痈，亦实有其故，无不成于火，火盛而不散，则郁结而成痈矣。然而火之有余，实本于水之不足，水衰则火旺，火旺而无制，乃养成其毒而不可解。然则治之法，又何必治火哉？壮水以治火，则毒瓦斯自消。方用**清肠饮**：

金银花（三两） 当归（二两） 地榆（一两） 麦冬（一两） 元参（一两） 生甘草（三钱） 薏仁（五钱） 黄芩（二钱）

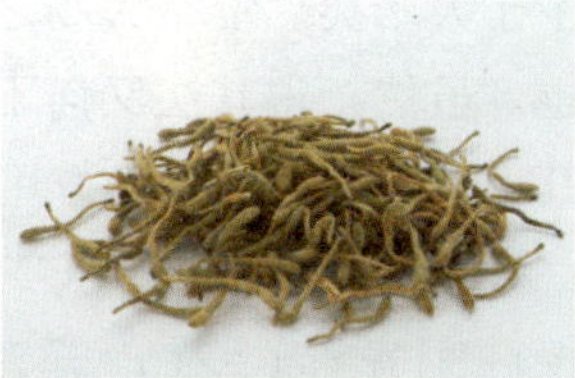

金银花

水煎服。一剂而痛少止，二剂而足可伸，再二剂而毒尽消矣。此方纯阴之物，而又是活血解毒之品，虽泻火实滋阴也。所以相济而相成，取效故神耳。倘不益阴以润肠，而惟攻毒以降火，则大肠先损，又何胜火毒之凌烁哉！毋怪愈治而愈不能效也。

◆ 人有大肠生痈，右足不能伸，腹中痛甚，便出脓血，肛门如刀割，此肠痈已经溃烂也。能食者生，不能食者死。虽然，不能食之中亦有非因火毒之炽而然者，又不可因其不能食而弃之也。大凡生此各种痈疮，俱以有胃气为佳，无胃气，毋论阴毒阳毒多不可救。故治阴疽之病，断以扶胃气为第一法，而少加之败脓祛毒之药，则正气无伤而火毒又散。今大肠痈破，而致饮食不思，则胃气已尽绝，大危之症也。不急补胃，惟治痈，必死之道也。方用**开胃救亡汤**：

人参（一两） 金银花（二两） 山药（一两） 生甘草（三钱） 薏仁（一两） 元参（一两） 白术（一两） 山羊血（研末，一钱）

水煎调服。一剂胃开，二剂脓少，三剂痛止，四剂全愈。此方全去救胃，而败脓祛毒已在其中。妙在金银花虽治毒而仍滋阴之药，为疮家夺命之物，军乃至仁至勇之师，又得参、术以补助其力，即散毒尤神。山羊血止血消渴且善通气，引诸药入痈中解散之，乃乡导之智者也。合而治之，则调合有人，抚绥有人，攻剿有人，安得不奏功如神乎？自然胃气大开，化精微而辅输于大肠也。倘胃气未伤，服之尤奏功如向，万勿疑畏不用此方，枉人性命耳。

小肠痈门（二则）

◆人有腹痛口渴，左足屈而不伸，伸则痛甚，手按其痛处更不可忍，人以为肠中生痈也，然而肠中生痈不同，有大小肠之分，屈右足者大肠生痈，屈左足者小肠生痈也。今屈而不伸者即在左足，是痈生于小肠而非生于大肠矣。惟是大肠之痈易治，小肠之痈难医，以大肠可泻而小肠难泻也。虽然，得其法又何不可泻哉！盖大肠可泻其火从糟粕而出，小肠可泻其火从溲溺而泄也。方用**泄毒至神汤**：

金银花（三两） 茯苓（一两） 薏仁（一两） 生甘草（二钱） 车前子（三钱） 刘寄奴（三钱） 泽泻（三钱） 肉桂（一分）

水煎服。一剂而水如注，二剂而痛顿减，三剂而症如失，不必四剂也。此方俱利水之药，止一味金银花消毒之味，何以建功之神如此？盖小肠之毒必须内消，而内消之药，舍金银花实无他药可代，以他药消毒皆能损伤正气，而小肠断不可损伤，故必须以金银花为君。但金银花不能入小肠之中，今同茯苓、薏仁、泽泻、车前子之类引入小肠，又加肉桂一分，得其气味引入膀胱，从溲溺而化。又恐火毒太盛，诸药不能迅逐，更加刘寄奴之速祛，甘草之缓调，刚柔迟速并行，既无留滞之虞，而复无峻烈之害，自然火毒殆尽膀胱小肠而出也。

◆人有腹痛呼号不已，其痛却在左腹，按之痛不可忍，不许人按，医以为食积在大肠也，谁知是小肠之生痈耳？凡肠痈必屈其足，而今不屈足，似非肠痈之病。然肠痈生于肠内者必屈其足。在大肠者屈右足而不伸，在小肠屈左足而不伸也。若痈生于肠外者，皆不屈足。痛在左则小肠生痈，痛在右则大肠生痈也。至食积燥屎之痛，时而痛，时而不痛。故痛在左，明是小肠之外生痈也。大小肠生痈于肠内尚可破溃，而大小肠生痈于肠外断不可使之破溃者，以肠外无可出之路，皆必死之症也，而小肠更甚，必须急早治之。方用**内化丹**：

金银花（四两） 当归（二两） 车前子（五钱） 生甘草（三钱） 茯苓（一两） 薏仁（一两）

水煎服。一剂而痛大减，二剂而痛又减，三剂而痛全止，四剂全愈。此方即前方之变方也。但前方以利水之中而行其败毒之法，此方于利水之中补血以败毒之法也。盖痈破利水则毒随水出，易于祛除；痈未破，不补血以利水，则水泄而血虚，难于消化，同中之异，不可不知也。然此方亦须急早治之则有益，否则痈虽愈而瘀血流于肠外，必有终身腹痛之病也。

对口痈门（一则）

◆人有对口之后，忽生小疮，先痒后痛，随至溃烂，人以为至凶之痈也，然而痈生于对口者犹轻，而生于偏旁不胜对口者尤重。盖颈项之上，乃肾督之部位也。其地属阴，所生痈疽多是阴疽而非阳痈也。阳疽必高突数寸，其色红肿发光，疼痛呼号；若阴痈则不然，色必黑黯，痛亦不甚，身体沉重，困倦欲卧，呻吟无力，其疮口必不突起，或现无数小疮口，以眩世人，不知从何处觅头。然而阴阳二毒，皆可内消，何可令其皮破肿溃而后治之乎？至于内消之法，正不须分辨阴阳，惟既破溃脓，阴阳不审而漫投药饵，则祸生顷刻。而内消之法，大约止消三味，名为三星汤：

金银花（二两） 蒲公英（一两） 生甘草（三钱）

水煎服。二剂即便全消。阳症已破者，仍以此方治之，不三服必脓尽肉生。若阴症大溃者，此方不可复投，改用七圣汤：

人参（一两） 生黄芪（一两） 当归（一两） 金银花（二两） 白术（一两） 生甘草（三钱） 肉桂（一钱）

水煎服。一剂而血止，二剂而肉生，三剂而口小，四剂而皮合，再服二剂全愈。此方治各处痈毒，凡低陷而不能收口者，无不神效，不止治对口之阴毒善收功也。诚以阳症可以凉泻，而阴症必须温补故耳。

脑疽门（一则）

◆世有生痈疽于头顶者，始名脑疽，若对口偏口，俱非真正脑疽也。此疽九死一生，然治之得法，俱可救也。大约生此疽者，皆肾火之沸腾也。盖脑为髓海，原通于肾，肾无火则髓不能化精，肾多火则髓亦不能化精。岂特不能化精，随火之升降，且化为毒以生痈疽矣。盖肾之化精，必得脑中之气以相化，若脑中无非肾火，势必气化为火，火性炎上，不及下降，即于脑中髓海自发其毒，较之脑气下流为毒者，其毒更甚。故往往有更变形容，改换声音，疮形紫黑，烦躁口干，随饮随渴，甚至脑骨俱腐，片片脱下，其野狼狈之状有不可以言语形容者，又将何以救之耶？此症须问其饮食如何，倘饮食知味，即可用药。方用五圣汤治之。

金银花（半斤） 玄参（三两） 黄芪（四两） 麦冬（三两） 人参（二两）

水煎服。连服四剂，其痈疽渐愈。改用十全大补汤重四两，与之服四剂。又改为八味地黄汤恣其酣饮，可获全愈矣。是此等治疗，亦九死一生之法。然舍吾法，实无有第二法矣。人生此疽，得于房术者俱多。兴阳涩精，都是丹石燥烈之品，或洗或嚼，或噙于口，或藏于脐，霸阻精道，久战不已，日积月累，真阴枯烁，髓竭火发，遂溃顶门，多致不救。人何苦博妇女之欢，丧千金之命，长号于夜台也。

囊痈门（一则）

◆ 人有阴囊左右而生痈毒者，名曰便毒。生于囊之下，粪门谷道之前，名曰囊痈。三处相较，便毒易治，而囊痈最难疗也。以囊之下为悬痈，其皮肉与他处不同，盖他处皮肉或横生，或直生，俱易合口，而悬痈之处，横中有直，直中有横，一有损伤，不易收功。然治之有法，未尝难也。此等之痈，皆少年贪于酒色，或游花街而浪战，或入柳巷而角欢，忍精而斗，耐饥而交，或已泄而重提其气，或将败而再鼓其阳，或有毒之妇而轻于苟合，或生疮之妓而甘为精斗，往往多生此痈。所谓欲泄不泄，化为脓血是也。治之法必须大补其虚而佐之化毒之味，以毒因虚而成，不治虚可得乎？方用**逐邪至神丹**：

金银花（四两） 蒲公英（二两） 人参（一两） 当归（二两） 生甘草（一两） 大黄（五钱） 天花粉（二钱）

水煎服。一剂而毒消，二剂而全愈，溃者三剂可以收功矣。此方用金银花四两，用蒲公英二两，佐之参、归、大黄之大料，未免过于霸气。然大虚之病，又用大黄祛逐，似乎非宜。谁知毒正盛，乘其初起之时，正未甚衰，大补泻火之为得乎。倘因循失治，或畏缩而不敢治，及至流脓出血，正气萧索，始用参、芪补气，往往有用至数斤而尚未能复元。何不早用于化毒之中，正又无伤而毒又易散哉。此因势利道之法，又不可不知也。

臂痈门（一则）

◆ 人有两臂之间忽然生疮而变成痈疽者，亦阴痈也。虽较头面、对口、肩背上少轻，然治不得法，亦能杀人。故须辨阴阳之治，大约痛者阳症，痒者阴症，不难于治也。如阳症用三星汤，一二剂便可立消。若阴症，三星汤又不可用，必须大补气血，而佐之消痰化毒之剂，始能奏功。不可谓手足非心腹之疾，不须补虚也。夫阴主静，而两手则至动者也，至动而生阴痈，则动变为静矣，反常之道也，可不畏乎。况动变为静，又趋阴之道也。阳趋于阴，非生近于死乎，欲阳返于阴则易，欲阴返于阳则难，谁谓两手之痈而可小视之哉！治法仍宜慎重，方用**消痈还阳丹**：

人参（三钱） 白术（一两） 生甘草（三钱） 天花粉（三钱） 生黄芪（一两） 金银花（二两） 肉桂（一钱） 当归（五钱） 乳香末（一钱）

水煎服。一剂而痒变为痛矣，二剂而痛如失，三剂而全消，不必四剂也。此方与七圣汤相同，而意气各异，七圣治已溃者也，此方治未溃者也。已溃者以生肉为先，未溃者以护肌为主，所以七圣汤内无乳香、天花粉者，正以二味之中有拥卫之功耳。

乳痈门（二则）

◆人有乳上生肿，先痛后肿，寻常发热，变成疡痈。此症男妇皆有，而妇人居多。盖妇人生子，儿食乳时后偶尔贪睡，儿以口气吹之，使乳内之气闭塞不通，遂至生痈。此时即以解散之药治之，随手而愈。倘因循失治，而乳痈之症成矣。若男子则不然，乃阳明胃火炽盛，不上腾于口舌而中拥于乳房，乃生此病。故乳痈之症，阳病也，不比他痈有阴有阳，所以无容分阴阳为治法，但当别先后为虚实耳。盖乳痈初起多实邪，久经溃烂为正虚也。虽然邪之有余，仍是正之不足，于补中散邪，亦万全之道，正不必分先宜攻而后宜补也。方用**和乳汤**：

贝母（三钱） 天花粉（三钱） 当归（一两） 蒲公英（一两） 生甘草（二钱） 穿山甲（土炒，一片，为末）

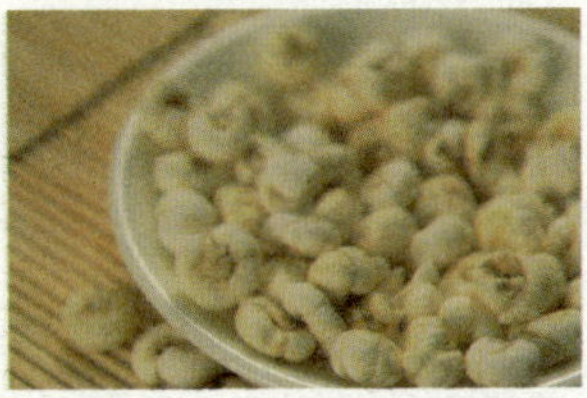
贝母

水煎服。一剂而乳房通，肿亦消矣，不必二剂。此方用贝母、天花粉者，消胃中之壅痰也。痰壅而乳房之气不通，化其痰则胃火失其势。而后以蒲公英、穿山甲解其热毒，利其关窍，自然不攻而自散矣。又恐前药过于迅逐，加入当归、甘草补正和解，正既无伤而邪又退舍矣，此决不致火毒不行而变为乳岩之病也哉！

◆人有先生乳痈，虽已收口，后因不慎房事，以致复行溃烂，变成乳岩，现成无数小疮口，如管非管，如漏非漏，竟成蜂窝之状，肉向外生，终年累月而不愈。服败毒之药，身愈野狼狈，而疮口更加腐烂，人以为毒深结于乳房也，谁知气血之大亏乎。凡人乳房内肉外长，而筋束于乳头，故伤乳即伤筋也。此处生痈，原须急散，迟则有筋弛难长之虞。况又加泄精以损伤元气，安得不变非常乎？当时失精之后，即大用补精填髓之药，尚不至于如此之横。今既因虚而成岩，复见岩而败毒，不已虚而益虚乎？毋怪其愈败愈坏也。治法必须大补其气血，以生其精，不必再泄其毒，以其病原无毒之可泄耳。方用化岩汤：

人参（一两） 白术（二两） 黄芪（一两） 当归（一两） 忍冬藤（一两） 茜根（二钱） 白芥子（二钱） 茯苓（三钱）

水煎服。连服二剂，而生肉红润。再服二剂，脓尽痛止。又二剂，漏管重长。又二剂全愈。再二剂永不再发。此方全去补气血，不去消毒，实为有见。虽忍冬藤乃消毒之药，其性亦补，况同入于补药中，彼亦纯于补矣。惟是失精变岩，似宜补精，乃不补精，而止补气血何也？盖精不可以速生，补精之功甚缓，不若补其气血，转易生精。且乳房属阳明之经，既生乳痈，未必阳明之经能多气多血矣。补其气血，则阳明之经旺，自然生液生精以灌注于乳房，又何必复补其精，以牵掣参、芪之功乎，此方中所以不用生精之味耳。

多骨痈门（一则）

◆ 人有大腿旁边，长强穴间，忽然疼痛高肿，变成痈疽之毒，久则肉中生骨，以铁镊取出，已而又生，世人以为多骨痈也，孰知湿热毒之所化耳。夫多骨痈之生，因人食生果湿热所成者也。治之早，服一二剂便可解散。无如因循失治与治不得法者，遂至湿壅而添热，热盛而化骨，日久迁延卧床而不能起也。说者谓初起之时未尝有骨，可以内散，既生骨之后，必须烂骨外取，未可全望其解散也。而孰知不然，盖多骨之症无形之所化，非肉中真生骨也，乃似骨而非骨耳。真骨难化，似骨又何难化之有。治之法利其湿，清其热，而主之补气补血之药，不必消骨而骨自消矣。方用五神汤：

茯苓（一两） 车前子（一两） 金银花（三两） 牛膝（五钱） 紫花地丁（一两）

水煎服。一剂轻，二剂又轻，三剂而骨消矣，四剂而疮口平，五剂全愈。此方用茯苓、车前以利水，紫花地丁以清热，又用金银花、牛膝补中散毒，安得不奏功哉！

恶疽门（一则）

◆人有四肢之间，或头面之上，忽然生疽，头黑皮紫，疼痛异常，此阳症之毒也，治不得法，亦能杀人。盖阳症之毒，其势甚骤，不亟用散毒之药，则养成大横，蔓延难收，小毒变成大毒。然而疽与痈实有不同：痈溃于内，疽肿于外也；溃于内难于外治，肿于外易于内消。虽痈疽之毒尽由内而外发，无不可治内而外愈，而疽病尤宜内治也。方用消疽散：

生地（三钱） 连翘（三钱） 忍冬藤（一两） 白芷（三钱） 夏枯草（一两） 地榆（三钱） 天花粉（三钱） 生甘草（二钱） 当归（一两）

水煎服。未溃二剂则消，已溃四剂全愈。此方通治恶疽之方。凡生疽者，以此方投之，无不神效。盖补血散毒，则血活而毒难留，凉血清火，则血寒而火易散。疽多阳症，所以治无不宜也。

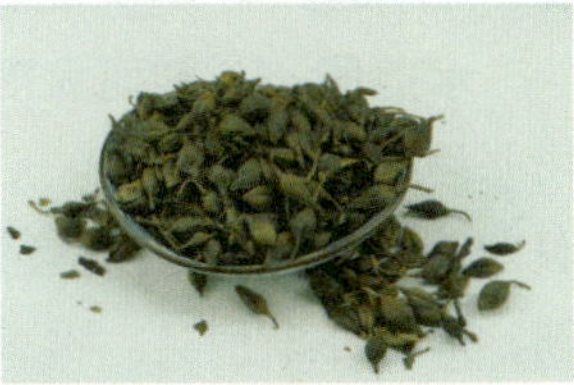

连翘

疔疮门（一则）

◆人有生疔疮者，一时疼痛非常，亦阳毒也，但初生时，人最难辨。世人以生黄豆令病患嚼，不知辛生之味，便是疔疮，以此辨之不错。其疮头必发黄泡，中或现紫黑之色，更须细看泡中，必有红白一线通出于泡外。大约疔生足上，红线由足而入脐；疔生手上，红线由手而入心；疔生唇面，红线由唇面而至喉。如见此红线之丝，在其红线尽处，用针刺出毒血，则免毒攻心。若现白线之丝，则不必刺也。治法总以消毒泻火为主。世人戒用官料之药，此不知医之语，毒非药安除哉。方用拔疔散：

紫花地丁（一两） 甘菊花（一两）

水煎服。一剂而红线除，二剂而疔疮散，三剂全愈，又何必外治挑开疔头之多事哉！若已溃烂，亦用此方，但加当归治之，必须二两，亦不必四剂，毒尽而肉生也。

杨梅疮门（二则）

◆人有疳疮初发，鱼口将生，苟不急治，必遍身生疮，迁延岁月，腐烂身体，多不可救，故必须早治为妙。然早治之法，世人多以五虎散败毒，虽毒亦能往下泄，而损伤元气正不少也，未为得法。设或败毒之药少减，又恐有留毒之患，亦未为治法之妙。盖毒瓦斯之入，因元气之虚也。因虚而感毒，又败毒而重虚，毋论毒尽不泄，已犯虚虚之戒，况只败毒，毒更难散也。治之法宜于补中攻泄，则毒既尽出而正又无亏。方用**早夺汤**：

人参（一两） 生黄芪（一两） 茯苓（一两） 当归（一两） 远志（三钱） 生甘草（三钱） 金银花（一两） 大黄（一两） 石膏（一两） 柴胡（二钱） 白术（一两） 天花粉（三钱）

水煎服。一剂而大泻恶物，臭秽不堪，急掘土埋之。再服二剂，而臭物恶秽无留于肠胃矣。后可减去大黄、石膏，加土茯苓二两，同前药再煎服四剂，则一身上下与头面之间，必有隐隐疮影现于皮肤之内。再服二剂，疮影亦渐消矣。再二剂，永不生矣。此方用大黄以泄毒，用石膏以清毒，用甘草、金银花以化毒，用柴胡、天花粉以散毒，非多助之以大补气血之药，妙在用参、芪、归、术之类自获全胜。此等之方，余实亲视而亲验者也。倘病患阴虚阳燥，方中可加熟地数两，或加玄参一两亦可，余品不可乱加也。

◆人有遍身生杨梅之疮，因误服轻粉，一时收敛，以图目前遮饰，岂知藏毒于内，必至外溃，未几而毒发于鼻，自觉一股臭气冲鼻而出，第二日鼻色变黑，不闻香臭矣。此等症见，断须急治，否则鼻柱自倾，一至腐烂，便不可救。虽急治而用些小之剂，亦正无益，毒瓦斯已盛，非杯水可济也。况杨梅结毒，不结于他处，而结于鼻中，其毒更胜，此毒不在他脏而在肺经也。肺气，清气也。毒瓦斯非清气可比，毒瓦斯在肺则清气尽为毒瓦斯矣。肺气出于鼻而藏于肾，肾感毒瓦斯移之于肺，以散于皮肤，则毒瓦斯可以外出。今用轻粉收敛，则毒发皮肤者尽还肺中，肺又归还于肾，而肾不受，乃上冲于鼻，而鼻孔细小，安得遽泄，自然毒瓦斯尽结于鼻，而鼻乃独受其祸矣。治法必须多药以解其毒，以肺经不能直治，必隔一隔二以治之也。方用**护鼻散**：

玄参（三两） 麦冬（二两） 生甘草（一两） 生丹砂末（三钱） 桔梗（五钱） 金银花（三两） 天花粉（三钱）

水煎，调丹砂末服。一剂而鼻知香臭矣。连服四剂，鼻黑之色去，不必忧鼻梁之烂落矣。

更用**全鼻散**：

玄参（一两） 生甘草（三钱） 金银花（一两） 当归（一两） 麦冬（五钱） 人参（三钱） 生丹砂末（一钱）

水煎服。十剂而一身之毒尽出，可保无虞。前方过于勇猛，所以救其急。后方近于和平，所以补其虚，而丹砂前后皆用者，以轻粉之毒，非丹砂不能去。轻粉乃水银所烧，而丹砂乃水银之母，子见母自然相逢不肯相离，丹砂出而轻粉亦出，此世人之所未知耳。倘鼻柱已倾，肉腐不堪，将前护鼻散救之，虽鼻不重长，而性命可援，亦不致死亡也。

脚疽门（二则）

◆ 人之脚指头忽先发痒，已而作痛，指甲现黑色，第二日脚指俱黑，三日连足面俱黑，黑至脚上胫骨即死，此乃无名肿毒。得之多服春药，是火热之毒，非脚疽可比。若脚疽，止黑在脚指而不黑至脚面也。然脚疽最凶，虽不如无名肿毒之横，而速杀人则一也。盖脚为四余之末，宜毒之所不到，何以及凶恶至此？正以毒所不到之处，而毒聚不散，反出于指甲之间，则毒盛非常，而治之转不可轻视。然则用泄毒之药顺治之可矣，而孰知不然。凡人身之气盛，则周流于上下，毒断不聚于一处。惟气血大亏，不能遍行夫经络，而火毒恶邪乃固结于骨节之际。脚疽之生，正气血之亏，不能周到之故。然则，乌可单泄毒以重伤其气血乎。治法必须大补气血而加之泄毒之味，则全胜之道也。方用**顾步汤**：

牛膝（一两） 金钗石斛（一两） 人参（三钱） 黄芪（一两） 当归（一两） 金银花（三两）

水煎服。一剂而黑色解，二剂而疼痛止，三剂全愈。若已溃烂，多服数剂，无不愈也。此方用金银花以解毒，非用牛膝、石斛则不能直达于足指，非用人参、归、亦不能气血流通以散毒也。故用此方治脚疽多效。即是无名肿毒，用此方治之亦可得生。世医有用刀切去脚指，亦是治法。然不若用此方，于补中败毒，起死为生，既无痛楚之伤，又有全活之妙也。

◆ 人有脚腿之上，忽然肿起一块，其色如常，复又不痛，人以为痈疽也，孰知是气虚之故乎？夫痈成于肿，未有肿而不变为痈者，予独谓气虚而非痈，人谁信之。嗟乎！气所以行血者也，气行则血行，气血两行，总有邪气，断难成肿。邪气之盛，由于气血之衰，其肿为痈，每每作痛，而色必变为红赤也。今既不痛，而色又不变，是有肿之名而无肿之实，全是气虚而无以养，非邪盛而气不能制也。治法止补气以扶正，不须化毒以祛邪。方用**补中益气汤**：

人参（五钱） 白术（一两） 生黄芪（一两） 当归（五钱） 柴胡（一钱） 升麻（五钱） 陈皮（一钱） 生甘草（二钱） 半夏（二钱） 茯苓（三钱）

水煎服。十剂而肿自消。补中益气汤补气之圣药，非消毒之神剂，何以用之而肿消耶？盖真气夺则虚，邪气盛则实。真气既虚，邪气益盛，不用补气之药，气何以行而肿何以化耶？补中益气汤善能补气，所以即能消肿也。况又益以化痰去湿之品乎？故更易收功耳。

瘰疬门（二则）

◆ 人有生痰块于颈项，坚硬如石，久则变成瘰疬，流脓流血，一块未消，一块复长，未几又溃，或耳下，或缺盆，或肩上下，有流出患走之状，故名鼠疮，又名串疮，言其如鼠之能穿也。世人谓其食鼠窃余物，以成此症，而不尽然也。盖瘰疬之症，多起于痰，而痰块之生，多起于郁，未有不郁而能生痰，未有无痰而能成瘰疬者也。故治瘰疬之法，必须以开郁为主。然郁久则气血必耗，况流脓流血，则气血更亏，徒消其痰，不解其郁，但开其郁，而不化痰，皆虚其虚也，不能奏功。方用**消串丹**：

白芍（一两） 白术（一两） 柴胡（二钱） 天花粉（三钱） 茯苓（五钱） 陈皮（一钱） 附子（一片） 甘草（一钱） 蒲公英（三钱） 紫贝天葵（五钱）

水煎服。连服八剂而痰块渐消，再服十剂而瘰疬尽化，再服一月全愈。愈后可服六君子汤，以为善后之计，断不再发。此方妙在蒲公英与紫贝天葵为消串之神药，然非佐之以白芍、柴胡则肝木不平，非辅之以白术、茯苓则脾胃之土不健，何以胜攻痰破块之烈哉，惟有攻有补，则调济咸宜。得附子之力，以引群药直捣中坚，所以能愈宿疾沉疴于旦夕耳。

◆ 人有久生瘰疬，两颈之间尽多溃烂，胸膈之上无非痰块，已有头破欲腐者，遂至身体发热发寒，肌肉消瘦，饮食少思，盗汗自汗，惊悸恍惚，此等症原系难医，然治之有法，尚可救也。大约瘰疬初起，宜解郁为先，而佐之补虚，以消其毒。倘执寻常治法，以祛痰败毒为事，鲜不速死。方用**转败丹**：

人参（一两） 柴胡（二钱） 白芍（三钱） 金银花（三两） 当归（二两） 半夏（五钱） 白术（一两） 生甘草（三钱）

水煎服。四剂而胸间之痰块尽消，再服四剂而颈上溃烂亦愈。将前方减半，再服十剂，疮口悉平，不再发也。此方补多于消，而开郁寓于中，化痰存其内。世人从未有知此法者，但一味攻毒，所以愈攻而愈坏也。曷不以此方试之哉？杀运无穷，神力难信，世见此等治法，无不惊走辟易。否则，且有刺讥讪笑，摘吾方之过奇，谓大言不惭，何可为训？孰知却是祛病之仙，夺命之异药哉！予不胜掩卷而三叹也。

痔漏门（二则）

◆ 人有肛门内外四旁，忽然生长红瘰，先痒后疼，后成为痔，日久不愈，此症皆湿热所成也。而得之故，纵饮者为多。江南人常生此症，因地气之湿热，又加酒热之毒，所以结于肛门边不能遽化。夫肛门通于大肠，凡有湿热亦随大便出，何以积而成痔？以湿热在大肠不能久留，势必尽趋于肛门，而肛门为大肠锁钥，未免有关闭防范之意，不容湿热直出于门外，蓄积久湿热毒，肛门独受之矣。有毒必然外形，不生痔于肛门之内，必生痔于肛门之外，虽内外似乎少殊，而作楚则一也。然治之法，乌能舍湿热而他求乎？惟是肛门去脾胃甚远，化湿热之毒不能不假道于脾胃，肛门未必受益而脾胃先损，所以无成功耳。故用药必须无损于脾胃而有利于肛门者，治之始克奏功。方用**益后汤**：

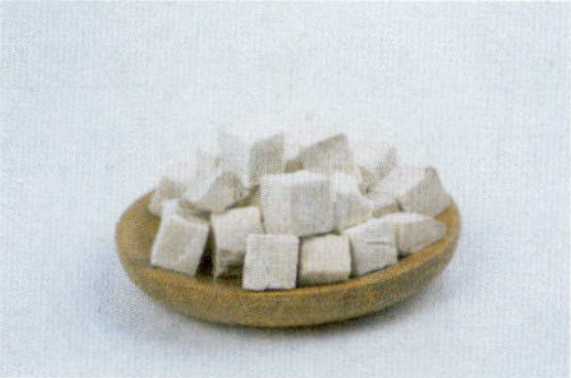
茯苓

茯苓（一两） 白芍（一两） 地榆（三钱） 穿山甲（一片，土炒，为末） 山药（一两） 薏仁（一两）

水煎。连服四剂而肛门宽快，又四剂内外之痔尽消，再将前方每味加增十倍，修合丸散，以蜜为丸。每日未饮之先滚水送下五钱。服一料自然全愈，不再发也。此方利水去湿热，既无伤脾胃，复有益肛门，盖两得之也。

◆ 人有肛门边先生小疖，每因不慎酒色，遂至腐烂变成痔漏疮，不能收口，后长生肉管，每岁一管，流脓淌血，甚至为苦。世人治法，多用刀针挂线，徒受苦楚，而内毒未除，外口难长，经年累月，难以奏功。岂果漏疮而终不可治乎？抑酒色之戒不严，而治之不得其法。盖肛门之肉，不比他处之肉，而肛门之皮，亦不比他处之皮。他处之皮肉，非横生则纵生也。惟肛门之皮肉，有纵有横，最难生合。况大便不时出入，又加以刀针挂线，切勿轻用。惟消其湿热之毒，内治为佳。然而漏生既久，毋论漏不可止，而气血反伤，终难奏效也。方用补中用消，则何漏之不可痊哉！方用**青龟丸**：

乌龟（一个） 茯苓（五两） 薏仁（六钱） 羊蹄后爪（四副） 穿山甲（五钱，俱用土炒） 人参（二两） 青苔（干者，一两） 黄芪（八两） 当归（三两） 瓦松（二条，阴干，不可火焙） 白芷（一两） 槐米（一两）

各为细末。将龟用石臼捣死，以药末拌之，饭锅内蒸熟，将龟肉与甲火焙干，为末，同前药用蜜为丸。每日服三钱，服至一月而漏疮干，服至二月漏疮满，服完全愈，不再发。但服药时务必独宿，戒酒色三月。倘服药时不断酒色，不能奏功，不可不慎。此方治漏实有神效，非世上大概之方。况虽去湿而复不散气，虽败毒而又不损血，补破于无形，填隙于有孔。我愿人敬服此方，坚守三月之戒，以去十年之病也。

顽疮门（二则）

◆ 人有久生恶疮，或在手足，或在胸背，或在头面，终年经岁而不愈，臭腐不堪，百药罔效，外药敷之不应，内药服之无功，世人故谓之顽疮。然疮虽顽，治之当如何？盖人身气血和，断不生疮疖，间或生之，亦旬日而愈。其不和者，或因湿浸，或因热盛，或因湿热寒邪之交至，遂至气结而不宣，血滞而不散，结于皮而皮生疮，结于肉而肉生疮。久则脓血不净，因而生虫。人以为虫也，又用杀虫之药，而反伤其皮肉，则气血愈虚，力难兼到，弃皮肉于膜外而罔顾，则疮成为冥顽不灵之患矣。故治疮皆以行气活血为主，而虫与毒不必计也。然而血不易活，气不易行，非补气补血不可。盖气得补而气自行于周身，血得补而血自活于遍体也。方用**救顽汤**：

当归（二两） 黄芪（一两） 白术（一两） 生甘草（三钱） 熟地（一两） 山茱萸（五钱） 麦冬（一两） 柴胡（一两） 茯苓（五钱） 半夏（二钱） 防风（一钱） 连翘（一钱） 附子（一片）

水煎服。连服二剂，而疮口必然发肿，断不可惧。从前无效，今服药发肿，乃药助气血与疮相战也，乃速愈之机。再服二剂，不痛而痒矣。再服二剂，痒止而肉生矣。再服二剂，结靥而愈。再服二剂，不再发。此方单去活血行气，得补之力也。气行血活，虫将安寄？故不必杀虫而顽疮自尽愈矣。

◆人有内股生疮，敛如豆许，翻出肉一块，宛如菌状，人以为虫蚀外翻也，孰知是肝经风热血燥之故乎？夫肝热则生风，此风乃内风而非外风也。外风清凉而内风蕴热，故外风宜散而内风宜清。然但清其风而不补其血，则热不可解，而风不可舒也。必须养血之中而益之清热之味，则燥不能燥，热退而风自静矣。方用**清风汤**：

白芍（一两） 人参（五钱） 当归（五钱） 白术（三钱） 炒栀子（三钱） 甘草（一钱） 川芎（二钱） 丹皮（三钱） 沙参（三钱） 柴胡（一钱） 天花粉（三钱） 连翘（一钱）

水煎服。一连数剂，疮口自敛。此方滋血以养肝，非消肉以化毒。然何以疮敛而愈也？盖疮成于肝木之旺，平肝而血无过燥之虞，自然风散而热无炎烧之祸也。苟不平肝而内用降火之品，外用追蚀之法，则蚀而又翻，翻而又蚀，其肉益大，而气愈虚，变出非常，正难救援耳。

癞门（一则）

◆人有遍身发癞，皮厚而生疮，血出而如疥，或痛或痒，或干或湿，如虫非虫，人以为湿热之留于皮肤也，孰知是气血不能周到滋润乎？世多以苦参煎汤或豨莶、白芷之类外治，而终无成效，正坐于气血之虚也。盖气血足则经络无闭塞之虞，气血旺则毛窍无干枯之害。且气足血旺，则热散湿消，何至淤滞而不通散，结于皮肤之外。故治癞之法，专以补气血为主，而佐之消湿散热之味。虽十载沉疴，尚可奏功于旦夕，矧目前之近癞乎。方用**扫癞丹**：

黄芪（三两） 当归（二两） 防风（二钱） 茯苓（一两） 白术（一两） 生甘草（三钱） 麦冬（一两） 金银花（二两） 芍药（一两） 川芎（五钱） 熟地（一两） 山萸（五钱） 元参（一两） 荆芥（三钱） 天花粉（三钱）

水煎服。二剂而皮色润，又服二剂而干燥解，连服十剂全愈。此方大补气血，无异枯涸之田，一旦忽逢霖雨，生机勃勃，又何至有尘埃之敝野哉！

卷之十四·幼科

惊疳吐泻门（一则）

◆ 儿科之病，惊、疳、吐、泻为多，四者又相为终始。大约因疳而成吐，因吐而成泻，因泻而成惊。故小儿口内流涎，乃疳之兆也。起首即治疳，而吐泻之症不作，又何致惊症之生也。惟其失治疳症，而胃气受伤矣。小儿纯阳，原无损于阴气。伤胃气者伤阳气也，阳伤阴亦伤矣。伤阴者，伤脾气也。人生后天以脾胃之气为主，脾胃两伤，无气以养心，而惊之症起矣。是惊乃虚病，而非有外风之入也。然则吐、泻、惊俱脾胃之虚寒，而疳乃脾胃之实热也。不知小儿因多食水果，以致口热而成疳。口热似乎阳旺也，然而阳极则变为阴矣。故疳症既久而作吐，正阳变为阴之验也。可见惊、疳、吐、泻俱是虚症，补脾胃而四病皆易愈也。世医分惊为风，分疳为热，分吐、泻为寒，亦未深知小儿之症耳。孰知单治脾胃之虚，而四症不必治而自愈也。方用**活儿丹**：

人参（三钱） 白术（一钱） 甘草（一分） 茯苓（二钱） 陈皮（一分） 巴戟天（一钱） 白芍（一钱） 柴胡（二分） 当归（五分） 山楂（五分） 神曲（三分）

水煎服。一剂而惊、疳、吐、泻无不即安，二剂全愈，三剂不再发也。此方健脾开胃，又能平肝，使肝亦无郁滞之患，自能疏通土气，变克土之肝反为益土之肝矣。脾胃无非生气，而吐泻自止，何至四肢无养，变成角弓反张之急慢惊风哉！

痘疮门（二则）

◆ 小儿将出痘，身必发热，口必发渴，眼必如醉，此时当以表药散之，则火毒大解。无如世人未敢信为出痘，因循数日，见点而始用表散。有形之解与无形之解大有不同，所以轻变重，而重变死也。虽然，见点不用表药则火毒又将安解，岂不药得中医而可望其自愈乎？不知能善用表散之药，正自有功耳。大约痘疮初出之时，不可不用表散之药，而又不可全用表散，当于补中表散之，则正气无伤，而火毒又可尽解也。方用**至慈汤**：

人参（三分） 荆芥（炒黑，三钱） 生甘草（一钱） 柴胡（一钱） 当归（三钱） 茯苓（二钱） 陈皮（三分） 麦冬（二钱） 元参（三钱） 天花粉（一钱）

水煎服。一剂火毒少除，二剂火毒全散，不必三剂也。若已见点，则重变轻，而死变生矣。此方正用柴胡、荆芥以疏通其表里，得元参以去其浮游之火，得生甘草以败其毒。妙在人参、归、冬之类俱是补气补津之味，佐前药以充其力，使无壅闭之忧，以速其至隐之火毒也。世人治痘，一见用补，无不惊惧。谁知火毒非补，万不能由，内而发于外。能于补中用表散之法，何愁小儿之不尽登于寿考也。此方十岁为准，如周岁小儿，用十分之一，每岁增加可也。若十岁之外小儿，宜加人参而已，余味不必加也。

◆ 小儿已出痘，遍身上下尽是鲜血点，粒粒可数，此至佳之痘也。不必发散，只须助其正气，自然饱满贯浆，收靥亦速，九日而始回矣。然而纯用补剂，又虑呆补而无疏通之气，恐速于见功，未免升上而不能降下，亦非治之善也。方用**安幼汤**：

当归（三钱） 荆芥（一钱） 元参（三钱） 陈皮（三钱） 熟地（三钱） 麦冬（三钱） 生甘草（五分） 生地（一钱） 黄连（一分） 丹皮（一钱） 贝母（三分）

水煎服。一剂而绽，不必二剂也。此方妙在补中带散，则痘疮力足，无内怯之忧；散中实补，则痘疮大泄，少外阻之祸。世人不知治法，往往一味是补，所以多留后患耳。至于一味呆散，未有不将佳痘而变为恶疮者，每至死亡犹以为胎毒之未尽净也，仍用散火败毒之剂，以至不救。谓非医杀之，而欲冀免于阴报也，得乎？幸人善用其方以安幼耳。

疹症门（二则）

◆ 小儿发热二三日，肌肤之间隐隐发出红点，如物影之摇动，时有时无者，此影疹也。人以为发斑之伤寒也，谁料是出疹发表，热毒外散，偶遇大寒大风生冷之犯，故皮肤闭塞，毒瓦斯内收，壅住于腠理之间。其症，皮肤之际片片皆红或变白，白或转红，红或转紫，气喘腹满，甚而作痛，毒瓦斯入脏，欲出不能，存亡顷刻，至危之病也。治之法，必须化斑，而不必治疹。盖疹与斑总皆热毒耳。方用**消斑化疹汤**：

元参（五钱） 归尾（三钱） 石膏（三钱） 白芍（五钱） 地骨皮（三钱） 丹皮（三钱） 荆芥（二钱） 木通（一钱） 青蒿（三钱） 升麻（一钱） 麦冬（三钱） 甘草（一钱）

水煎服。一剂而斑化疹散，二剂而消归于无有矣。此方不多用大寒之品，止用微寒之味者，以疹斑之病，虽起于大热，然亦因脏腑之干燥，内无水制而外现也。今滋其津液，则水足以制火。又得引火解毒之药，直走皮肤，火毒欲内攻而不可得，又安得不外泄而解散者乎？况方中用玄参为君，原能清浮游之火，何必又多用大寒药以扑灭其炎威而伤脏腑，所以奏功既神而又无大害耳。

◆ 小儿出疹，口中大渴，父母畅与之水，快甚，遂恣其酣饮，乃呕吐不止，因变泻痢，喘嗽不宁，小便不利，阴囊浮肿，胁痛筋软，膨胀之症生。人以为火热之不解也，谁知饮水过多，水蓄不消之病乎？夫心火亢炎，因而作渴，饮水必入于心，心不受水，而传于脾，为呕吐泻痢矣；传于肺，为咳嗽矣；传于肾，为小便闭而囊湿浮肿矣；传于肝，为胁痛筋软膨胀矣。夫水本克火，然水多则滞，火反得水以滋其沸腾，疹消而他病生焉。治法不必治疹，而惟在于分消其水势，水涸而疹亦痊矣。方用**分水消疹散**：

茯苓（三钱） 车前子（三钱） 木通（二钱） 猪苓（二钱） 薏仁（一两） 桔梗（一钱） 荆芥（五分） 白术（三分）

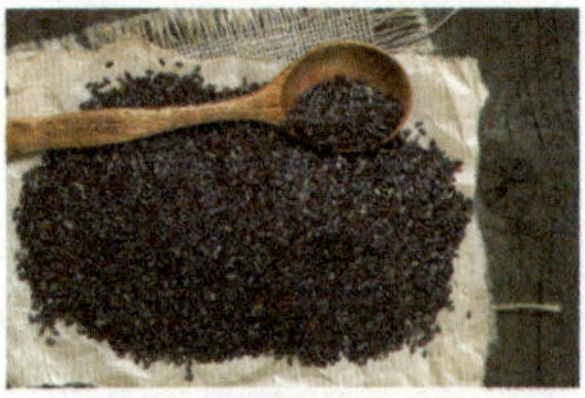
车前子

水煎服。一剂水从小便出矣，连服二剂，水尽而愈。此方专治水也。止用桔梗、荆芥以少提其气，不特水气因升提而下行倍速，且使余疹亦从膀胱而下泄也。但二味既是提气，何不用升麻提之？不知升麻提气，必使疹毒由皮毛而出，反足以掣制利水之药之肘，不若荆芥、桔梗虽提气而不走皮肤，反能佐二苓群品共走膀胱，水与疹而同治也。